健康之路
——"疝"，就医诊治看全篇

陈　涛　李奇为　黄贞玲　袁志青　张依爵　编著

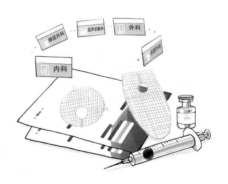

U0209338

吉林大学出版社

·长春·

图书在版编目（CIP）数据

健康之路："疝"，就医诊治看全篇 / 陈涛等编著. --
长春 : 吉林大学出版社, 2023.11
ISBN 978-7-5768-2482-7

Ⅰ.①健… Ⅱ.①陈… Ⅲ.①疝－腹腔疾病－诊疗
Ⅳ.①R656.2

中国国家版本馆CIP数据核字(2023)第215370号

书　　名：健康之路——"疝"，就医诊治看全篇
　　　　　JIANKANG ZHI LU——"SHAN", JIUYI ZHENZHI KAN QUANPIAN

作　者：陈　涛　李奇为　黄贞玲　袁志青　张依爵
策划编辑：田娜
责任编辑：赵黎黎
责任校对：李莹
装帧设计：林雪
出版发行：吉林大学出版社
社　址：长春市人民大街4059号
邮政编码：130021
发行电话：0431-89580036/58
网　址：http://www.jlup.com.cn
电子邮箱：jldxcbs@sina.com
印　刷：吉林市海阔工贸有限公司
开　本：880mm × 1230mm　　1/32
印　张：4
字　数：100千字
版　次：2023年11月　第1版
印　次：2023年11月　第1次
书　号：ISBN 978-7-5768-2482-7
定　价：39.00元

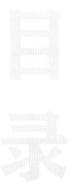

第 1 章
疝气即"疝"之由来

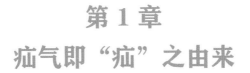
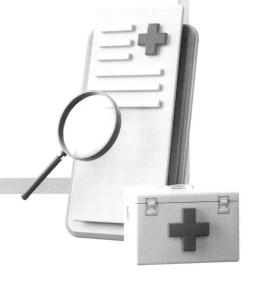

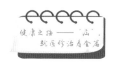
 1. 全面解读何为疝，如何正确认识疝

在临床门诊中，许多患者常提出疑问："医生，我怎么会患上疝气？""疝气到底是什么？"疝气，作为普通外科中一种常见疾病，对于专业医生而言已司空见惯，但对大众来说，这却是一个陌生且难以理解的概念。这往往导致许多患者在疾病初期未能对疝气给予足够重视，从而错失治疗的最佳时机。随着病情的发展，健康受损程度逐渐加剧，最终可能引发严重的后果。因此，全面了解、正确认识疝气显得尤为重要。

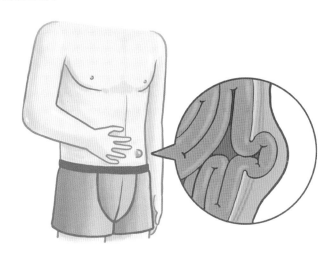

疝，医学上的术语，俗称"疝气"，指的是身体内部的组织或器官部分脱离其正常的解剖位置，通过身体的先天或后天形成的薄弱点、缺陷或空隙发生突出或移位。比如，一条河流的河堤若有薄弱之处，河水便会从这个点泛滥出来。同理，对于腹外疝，腹腔内的组织

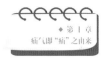

或器官在出现薄弱点时，便可能通过这一点突出。疝主要由三部分组成：疝环（薄弱或缺损部位的入口）、疝囊（通过疝突出的腹膜壁层形成的囊）和疝内容物（通常是小肠、网膜或其他腹膜间位器官，如盲肠）。

疝病不分种类和部位，都会对患者的生理和心理造成负面影响。随着时间推移，疝块可能逐渐增大，加剧病情。以腹外疝为例，症状轻微时，可能只在日常生活中偶尔感到不适；但一旦病情加重，如肠道被卡住，便可能导致肠坏死，严重威胁生命安全。疝气虽常见，但其高发病率和可能对日常生活、身心健康造成的巨大负面影响不容忽视，严重者甚至危及生命。因此，我们必须充分了解、认识疝气，为保护自己的健康做好充分准备，防患于未然。

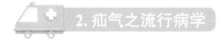

2. 疝气之流行病学

疝气，一种常见的临床疾病，指的是体内组织或器官通过薄弱点突出至其正常位置以外的情况。它包括多种类型，如腹股沟疝、腹壁疝等。由于疝气对个体健康和公共卫生系统都有显著影响，因此全面了解其流行病学特征对于制定有效的预防和治疗策略至关重要。

疝气主要分为腹股沟疝和腹壁疝，其中腹股沟疝更为常见，诊断通常依赖于临床检查和影像学检查，如超声波或CT扫描。了解疝气的不同类型及其诊断方法对于理解其流行病学数据至关重要。疝气的发病率在全球范围内有所不同，通常受到性别、年龄、地理和社会经济因素的影响。研究显示，腹股沟疝在男性中更为常见，而腹壁疝则在女性中更为普遍。此外，发展中国家的疝气发病率往往高于发达国

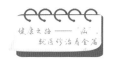

家，这可能与体力劳动和医疗资源有限有关。

疝气的主要风险因素包括遗传倾向、重体力劳动、肥胖、咳嗽等导致腹压增加的情况。预防措施主要集中在生活方式的改变上，如减轻体重、避免重体力劳动和提高腹部肌肉的力量。

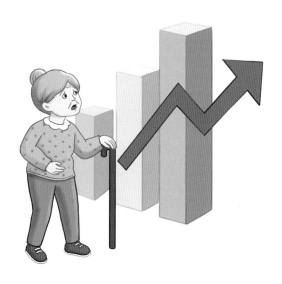

目前，疝气的主要治疗方法是手术，但手术风险、再发率和长期效果仍是挑战。不同类型的疝气可能需要不同的手术策略，而患者的年龄、健康状况和疝气的特定类型都会影响手术决策。疝气对公共卫生系统的影响主要体现在医疗资源的分配和经济负担上。由于其高发病率和手术治疗需求，疝气给医疗系统带来了显著的压力，特别是在资源有限的环境中。疝气作为一种全球性健康问题，其流行病学特征揭示了许多关键的公共卫生挑战。未来的研究需更深入探索其风险因素、预防策略和治疗方法，以减少其对全球健康的影响。

第 2 章
对照症状早就医

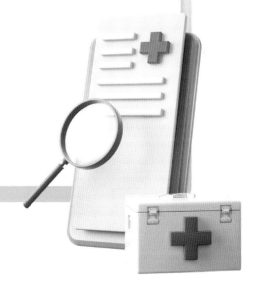

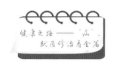
一、疝气的病因及诱发因素

疝气形成的原因一般是由先天性和后天性所致，先天性原因如疝气病灶部位存在先天性组织结构薄弱或缺损；后天性原因则是由于腹腔腔内压力增高，让薄弱地方出现破孔，让腔内的组织突出到外面来，从而导致了疝气的形成。但针对疝气形成的病因有很多，疝的种类不同，因此引起的原因也存在差异；另一方面，在不同患者身上，同一类型的疝气形成的病因也可能存在很大差异，因此不能单纯地说哪一种疝就一定是哪一种原因所导致的。

 1.腹股沟斜疝的病因及诱发因素

腹股沟斜疝是一种常见的疝气类型，尤其在男性中更为普遍。它是指腹腔内的组织或器官通过腹股沟管进入腹股沟区域。了解腹股沟斜疝的病因和诱发因素对于预防、识别和治疗这种疝气至关重要。

腹股沟斜疝的定义

腹股沟斜疝发生在腹股沟管，这是一个自然存在的通道，连接腹腔和腹股沟区域。在斜疝中，疝囊沿着精索（男性）或子宫圆韧带（女性）的路径穿过腹股沟管。

病因分析

腹股沟斜疝的形成通常与以下因素有关：

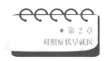

解剖学因素：腹股沟管的天生弱点可能会导致腹股沟斜疝，尤其是在男性中，因为精索穿过腹股沟管，使该区域更易于形成疝气。

先天性因素：某些个体可能天生具有较弱的腹壁，尤其是在腹股沟管区域。

 诱发因素

除了上述病因，还有一些生活方式和行为因素可能增加腹股沟斜疝患病的风险。

腹内压力增加：长期或频繁的腹压增加，如重物搬运、剧烈咳嗽或便秘，可能导致腹股沟斜疝。

年龄：随着年龄增长，腹部肌肉可能逐渐减弱，增加了患上腹股沟斜疝的风险。

怀孕：怀孕期间腹部压力的增加可能导致腹股沟斜疝，尤其是在多次怀孕的妇女中。

体重过重：肥胖可能增加腹内压力，从而增加患上腹股沟斜疝的风险。

遗传因素：家族史中腹股沟疝的存在可能意味着个体有更高患上此病的风险。

🚑 2. 腹股沟直疝的病因及诱发因素

腹股沟直疝是一种常见的疝气类型，尤其在成年男性中更为普遍。这种类型的疝气涉及腹腔内的组织或器官通过腹股沟区域的薄弱点直接突出。理解腹股沟直疝的病因和诱发因素对于预防、及时诊断和治疗腹股沟直疝至关重要。

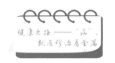

📋 腹股沟直疝的定义

腹股沟直疝发生时，疝囊直接穿过腹股沟内环，而非沿着腹股沟管。与腹股沟斜疝不同，直疝通常发生在腹股沟管的中间或内侧。

🔬 病因分析

腹股沟直疝的形成主要与以下因素有关：

解剖学因素：腹股沟区域的结构薄弱或随着时间退化可能导致直疝的形成。

年龄因素：随着年龄的增长，腹部肌肉和结缔组织可能会逐渐减弱，尤其是腹股沟区域。

🔍 诱发因素

除了上述病因，生活方式和行为因素也可能增加患上腹股沟直疝的风险。

腹内压力增加：经常性的腹压增加，如重物搬运、剧烈咳嗽或长期便秘，可能导致腹股沟直疝。

肥胖：体重过重可能增加腹部压力，进而增加患上腹股沟直疝的风险。

慢性疾病：某些慢性疾病，如慢性阻塞性肺病，可能导致长期咳嗽，进而增加腹内压力。

重复性腹部用力：经常进行腹部用力的活动，如举重，可能导致腹股沟直疝。

手术后效应：腹部手术后可能导致腹壁某些部位结构的弱化，从而增加直疝的风险。

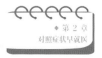

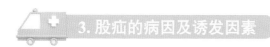
3. 股疝的病因及诱发因素

股疝是一种较少见但重要的疝气类型，主要发生在大腿根部的股沟区域。这种类型的疝气尤其在妇女中更为常见，理解股疝的病因和诱发因素对于其预防和治疗至关重要。

股疝的定义

股疝发生在股沟管，这是一个位于腹部下方、大腿根部的通道。股疝发生时，腹腔内的组织或器官通过腹壁的弱点进入股沟管。

病因分析

股疝的形成主要与以下因素有关：

解剖学因素：女性的股沟管比男性更宽，这可能是股疝在女性中更常见的原因之一。

腹内压力：任何导致腹内压力长期增加的条件都可能促成股疝的发生，如慢性咳嗽、便秘、肥胖或重物举起。

诱发因素

股疝的发展可能与多种生活方式和行为因素有关。

怀孕：怀孕期间腹部压力的增加可能导致股沟管的腹壁弱化，增加了股疝的风险。

体重增加：体重的增加会增加腹部压力，可能导致股沟区域的腹壁弱点。

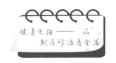
慢性咳嗽或便秘：长期的腹内压力增加可能导致股沟管的腹壁弱化。

重物搬运：频繁搬运重物可能导致腹内压力增加，从而诱发股疝。

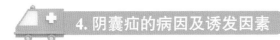

4.阴囊疝的病因及诱发因素

阴囊疝，也被称为腹股沟斜疝下降至阴囊的一种情况，是一种在男性中较为常见的疝气类型。这种疝气的特点是腹腔内的组织或器官通过腹股沟管延伸至阴囊。理解阴囊疝的病因和诱发因素对于有效预防和治疗至关重要。

阴囊疝的定义

阴囊疝发生时，腹腔内的组织（如小肠）通过腹股沟管突出并下降到阴囊中。这种疝气通常发生在男性，特别是婴儿和老年男性中。

病因分析

阴囊疝的形成主要与以下因素有关：

解剖学因素：男性的腹股沟管比女性更长，且与阴囊相连，这增加了阴囊疝发生的可能性。

先天性因素：新生儿和婴儿中的阴囊疝可能是由于腹股沟管在出生后未完全闭合造成的。

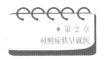

 诱发因素

阴囊疝的发展可能与多种因素有关。

年龄：随着年龄的增长，腹部肌肉可能逐渐减弱，增加了患上阴囊疝的风险。

腹内压力增加：长期的腹压增加，如重物搬运、剧烈咳嗽或慢性便秘，可能导致阴囊疝。

肥胖：体重过重可能增加腹部压力，进而增加腹股沟斜疝发展为阴囊疝的风险。

慢性疾病：某些慢性疾病，如慢性阻塞性肺病，可能导致长期咳嗽，从而增加腹内压力。

5. 膈肌疝的病因及诱发因素

膈肌疝，一种较少见但重要的医学状况，涉及腹部器官（如胃）通过膈肌的弱点进入胸腔。这种状况可能导致一系列严重的健康问题。了解膈肌疝的病因和诱发因素对于预防和及早诊断至关重要。

膈肌疝的定义

膈肌是位于胸腔和腹腔之间的一层肌肉，负责帮助呼吸。膈肌疝发生时，膈肌上的一个或多个弱点使得腹部器官，如胃、肠或脾，能够滑入胸腔。这种状况最常见的类型是食管裂孔疝，其中食管通过膈肌进入胸腔的部分变得过度扩张，导致胃部分或全部进入胸腔。

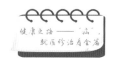

病因分析

膈肌疝的病因通常归结为两类：先天性和获得性。

先天性因素：一些人出生时膈肌就存在结构上的缺陷，这可能是由于遗传或妊娠早期发育问题导致的。

获得性因素：更常见的是随着年龄的增长而发展的膈肌疝。这可能是由于膈肌随着时间逐渐弱化，或是由于长期腹压增高。腹压可能因为肥胖、怀孕、重复地抬举重物或长期咳嗽而增加。

诱发因素

除了上述原因，膈肌疝的发展还可能与以下因素有关。

年龄：随着年龄增长，膈肌组织可能变得弱化，增加了发展膈肌疝的风险。

肥胖：体重过重会增加腹内压力，从而对膈肌产生额外的压力。

烟草使用：吸烟可能导致膈肌的损伤，同时慢性咳嗽也会增加腹压。

慢性便秘：长期便秘可能导致不断地用力排便，这会增加腹压。

怀孕：怀孕期间，胎儿的生长会增加腹内压力。

历史性的腹部或胸部手术：这些手术可能影响膈肌的结构或功能。

 6. 食管裂孔疝的病因及诱发因素

食管裂孔疝是一种常见的疾病，它发生在腹部器官，尤其是胃部，通过食管进入胸腔的裂孔（即食管裂孔）突出到胸腔的情况。了解这种病状的病因和诱发因素对于预防和及时治疗至关重要。

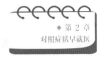

食管裂孔疝的定义

食管裂孔疝是指胃或其他腹部内容物通过膈肌上的食管裂孔进入胸腔的情况。这通常导致胸腔内压力增加和膈肌功能受损，从而引起一系列症状，如胸痛、消化不良和酸回流。

病因分析

食管裂孔疝的形成原因可以分为两大类：先天性和获得性。

先天性疝气：部分病例是由于出生时食管裂孔区域的膈肌发育不完全或异常所致。

获得性疝气：随着年龄的增长，膈肌的自然老化和损伤可能导致食管裂孔周围组织松弛，从而使腹部器官更容易突出。

诱发因素

除了基础的病因，还有一些因素可能促使食管裂孔疝的发展：

年龄：随着年龄增长，膈肌组织可能会变得薄弱，增加发病风险。

肥胖：过度体重会增加腹内压力，进而加剧膈肌的压力。

重复的压力：经常抬举重物或长期咳嗽会增加腹内压力。

吸烟：吸烟可能导致膈肌组织损害，增加裂孔疝的风险。

慢性便秘：慢性用力排便会增加腹压，可能导致食管裂孔疝。

怀孕：怀孕期间腹内压力的增加也可能是一个诱发因素。

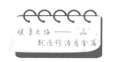

7. 白线疝的病因及诱发因素

白线疝，又称正中腹壁疝，是一种较少见的疝气类型，它发生在腹部正中线，即从胸骨下端到耻骨上端的线上。这种疝气形式虽不如腹股沟疝常见，但其对患者的影响不容忽视。本书旨在解释白线疝的病因和诱发因素，以帮助公众更好地理解和预防这种疾病。

白线疝的定义

白线疝是指腹腔内的组织，如脂肪或小肠，通过腹壁正中线的弱点进入疝囊。这种疝气通常发生在腹部白线，这是连接腹部两侧肌肉的结缔组织带。

病因分析

白线疝的形成可以归因于多种因素，主要包括以下两大类：

解剖学因素：部分人天生腹部白线上的结缔组织较弱，这使得他们更易发展成白线疝。

获得性因素：随着年龄的增长，腹部的肌肉和结缔组织可能由于自然老化而变得松弛，从而增加了发生疝气的风险。

诱发因素

除了上述原因，还有一些外部因素可能促使白线疝的发展。

腹内压力增加：重复抬举重物、剧烈咳嗽、慢性便秘或排尿困难等都会增加腹内压力，从而导致白线疝。

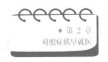

肥胖：过度肥胖会对腹部结缔组织造成持续压力，从而增加疝气发生的风险。

怀孕：怀孕期间腹部压力的增加也可能诱发白线疝。

手术后效应：腹部手术后，尤其是多次手术，可能导致腹壁结构的改变或弱化，从而增加发生疝气的风险。

 8. 闭孔疝的病因及诱发因素

闭孔疝，虽不如腹股沟疝那么常见，但在疝气类疾病中仍占有一席之地。这种类型的疝气发生在腹股沟区域的闭孔管内，是一种需及时诊断和治疗的疾病。了解闭孔疝的病因和诱发因素对预防和早期治疗至关重要。

闭孔疝的定义

闭孔疝是指腹腔内容物通过腹股沟区域的闭孔管突出的情况。闭孔管是一个位于骨盆内的窄通道，正常情况下，它容纳着闭孔神经、血管和肌肉。当这些结构旁的组织薄弱时，腹腔内的器官或脂肪可能突入该区域，形成闭孔疝。

病因分析

闭孔疝的形成可以分为两类：先天性和获得性。

先天性因素：部分人由于先天性结构异常，如闭孔管异常宽大，可能增加闭孔疝的风险。

获得性因素：随着年龄增长，身体的天然结构可能会发生变化，

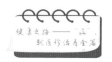

导致闭孔管区域的组织变得薄弱，从而增加发生闭孔疝的风险。

 诱发因素

除了这些病因，还有其他因素可能促使闭孔疝的发展。

腹内压力增加：长期的腹压增加，如因肥胖、慢性咳嗽、便秘或频繁重举物品，可能导致闭孔疝。

怀孕：怀孕期间腹内压力的增加可能导致腹壁结构的变化，进而诱发闭孔疝。

手术后效应：某些类型的骨盆或腹部手术可能影响闭孔管区域的解剖结构，从而增加发生闭孔疝的风险。

9. 脐疝的病因及诱发因素

脐疝，一种常见的疝气类型，尤其在婴儿和幼儿中更为普遍。它发生在脐部，当腹部的组织或器官通过脐部的薄弱点突出时形成。了解脐疝的病因和诱发因素对于识别、预防和及时治疗至关重要。

脐疝的定义

脐疝是指腹腔内的内容物（如肠道的一部分）通过腹壁脐部的开口突出。这种情况通常是由于脐部腹壁的弱点未能在出生后完全闭合所致。

病因分析

脐疝的形成可以分为两人类：先天性和获得性。

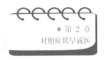

先天性脐疝：多发生在婴幼儿，是因为脐带处的腹壁在胚胎发育过程中未能完全闭合。

获得性脐疝：成年人的脐疝通常与后天因素有关，如腹部手术、重复的腹部压力增加等。

诱发因素

除了基础病因外，还有一些因素可能增加患有脐疝的风险。

腹内压力增加：持续腹内压力增加，如慢性咳嗽、便秘、重物搬运等，可能导致成年人脐疝。

肥胖：体重过重可能增加腹部组织的压力，从而诱发脐疝。

多次怀孕：怀孕期间腹部压力的增加可能导致脐部组织松弛，增加脐疝风险。

手术后效应：腹部手术，尤其是在脐部附近的手术，可能影响该区域的结构完整性。

遗传因素：某些个体可能天生就有脐部腹壁较弱的遗传倾向。

10. 切口疝的病因及诱发因素

切口疝，也被称为手术后疝，是一种常见的疝气类型，发生在手术切口处。它通常发生在腹部手术后，尤其是大型手术，如剖宫产或肠道手术。了解切口疝的病因和诱发因素对于预防和及时治疗切口疝至关重要。

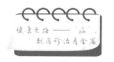

切口疝的定义

切口疝是指手术切口处的腹壁组织未能完全愈合，导致腹腔内的组织（如肠道）通过这个弱点突出。这种疝气通常发生在腹部手术的切口处，但也可以出现在任何手术切口。

病因分析

切口疝的形成通常与以下因素有关：

手术相关因素：手术技术、切口类型、缝合材料和手术后愈合过程都可能影响切口疝的形成。

组织愈合问题：一些患者可能因遗传或其他健康问题（如糖尿病）而有组织愈合困难，这可能增加切口疝的风险。

感染：手术后切口感染是切口疝形成的一个重要因素，因为感染可能损害组织，影响愈合。

诱发因素

切口疝的发展可能与多种因素有关，包括以下几点。

腹内压力增加：重物搬运、慢性咳嗽、便秘或肥胖都可能增加腹内压力，进而对手术后的腹壁造成额外压力。

营养不良：营养不良可能影响身体的愈合能力，延长恢复时间，增加切口疝的风险。

肥胖：肥胖患者的手术切口可能因额外的脂肪组织而更难愈合，增加了切口疝的风险。

烟草使用：吸烟可能降低血液流动和身体的愈合能力，从而增加

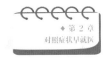
手术后切口疝的风险。

年龄和性别：年龄较大的患者和女性可能在某些类型的手术后有更高的切口疝风险。

11. 造口旁疝的病因及诱发因素

造口旁疝是发生在造口（人工开口，如结肠造口）周围区域的一种疝气。它是一种较常见的并发症，影响着许多接受腹部手术特别是造口手术的患者。对于这种疝气的病因和诱发因素有一个全面的理解，对于预防和治疗造口旁疝至关重要。

造口旁疝的定义

造口旁疝是指腹腔内的组织（通常是肠道的一部分）通过造口附近的腹壁弱点突出。这通常发生在造口的周围或直接通过造口。

病因分析

造口旁疝的形成通常与以下因素有关：

手术技术：造口的位置、大小和手术中使用的技术都可能影响造口旁疝的风险。

腹壁的弱化：造口手术涉及切开腹壁，这可能导致腹壁结构的弱化，从而增加患上疝气的风险。

愈合问题：个别患者可能因为遗传因素或其他健康问题（如糖尿病、营养不良）影响愈合，这可能导致造口旁疝。

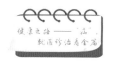

造口旁疝的发展可能与多种因素有关。

腹内压力增加：慢性咳嗽、便秘、重物搬运等都会增加腹内压力，可能导致造口旁疝。

肥胖：肥胖患者的腹壁压力较大，可能导致造口附近的腹壁更容易发生疝气。

年龄：随着年龄增长，腹壁的自然弱化也可能增加造口旁疝的风险。

活动量过少：术后过早活动可能增加疝气风险，但长期活动量不足也可能导致腹壁肌肉减弱，增加疝气风险。

烟草使用：吸烟可能降低身体愈合能力，增加手术后并发症的风险，包括造口旁疝。

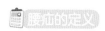 12. 腰疝的病因及诱发因素

腰疝，虽不如腹股沟疝或脐疝那么常见，但在特定人群中仍然是一个值得关注的问题。腰疝是指腹腔内的组织或器官通过腰部的薄弱点突出。由于腰部结构的复杂性，这种疝气的诊断和治疗可能较为困难。了解腰疝的病因和诱发因素是预防和及时治疗的关键。

腰疝的定义

腰疝是指腹腔内的组织（如肠道）通过腰部肌肉或筋膜的弱点突出。这些弱点通常位于腰部较薄弱的区域，如腰方肌附近或腰椎旁。

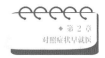

 病因分析

腰疝的形成通常与以下因素有关：

解剖学因素：腰部某些区域天生比较薄弱，这可能是腰疝形成的解剖学基础。

腰部受力不当：长期或反复地腰部用力，尤其是重物搬运工作，可能导致腰部肌肉和筋膜的损伤或疲劳。

年龄因素：随着年龄增长，肌肉和筋膜可能会逐渐退化，从而减少对腹腔内容物的支撑。

诱发因素

除了上述病因，还有一些外部因素可能增加腰疝的风险。

肥胖：过度的体重会增加腰部的负担，特别是对于腰部的肌肉和筋膜。

频繁的腰部活动：经常进行弯腰、扭转等动作的职业，如搬运工或运动员，可能增加患上腰疝的风险。

慢性咳嗽或便秘：长期的咳嗽或用力排便会增加腹内压力，可能导致腰部的薄弱区域发生疝气。

手术后效应：腰部手术，特别是在腰部肌肉和筋膜上进行的手术，可能导致该区域的结构弱化。

13. 半月线疝的病因及诱发因素

半月线疝，虽不是最常见的疝气类型，但它在一些特定情况下仍

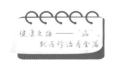

会发生。它是指腹腔内容物通过腹部侧壁的半月线（一条从胸骨下端到耻骨的弧形线）的弱点突出。了解半月线疝的病因和诱发因素对于诊断和预防至关重要。

半月线疝的定义

半月线疝发生在腹部侧壁的半月线处，这是一条分隔腹直肌和侧腹肌群的曲线。当这个区域的腹壁弱化时，腹腔内的组织如小肠可能突出形成疝气。

病因分析

半月线疝的形成通常与以下因素有关：

解剖学因素：某些人天生在半月线处有较弱的腹壁结构，这可能是由遗传或先天性条件造成的。

腹壁受力不当：长期或反复的腹部用力，如重物搬运或剧烈运动，可能导致半月线附近的腹壁肌肉和筋膜损伤或疲劳。

诱发因素

除了上述病因，还有一些外部因素可能增加半月线疝的风险。

肥胖：体重过重可能加剧腹壁的负担，特别是对于半月线附近的区域。

慢性腹内压增高：长期咳嗽、便秘、排尿困难等导致的慢性腹内压力增高可能导致半月线附近的腹壁弱化。

怀孕：怀孕期间腹部扩张可能对半月线区域造成额外的压力。

手术后效应：半月线附近的手术可能导致腹壁结构的改变或弱化。

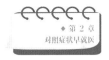
14. 腹直肌分离的病因及诱发因素

腹直肌分离，又称为腹直肌离断，在妊娠妇女和中老年人中常见。它涉及腹直肌（腹部的主要肌肉之一）两侧的分离，导致腹部中线的松弛。虽然腹直肌分离不是疝气，但它可能增加患上某些类型疝气的风险。了解其病因和诱发因素对于预防和管理至关重要。

腹直肌分离的定义

腹直肌分离是指腹直肌两边沿着白线（剑突到耻骨联合的连线）的分离。这导致中间的结缔组织（白线）变得薄弱，从而影响腹部的整体稳定性和外观。

病因分析

腹直肌分离的形成通常与以下因素有关：

怀孕：怀孕是腹直肌分离最常见的原因。随着胎儿的成长，腹部的压力增大，导致腹直肌分离，以适应不断增长的子宫。

体重增加：肥胖或快速体重增加可能导致腹部压力增大，从而增加腹直肌分离的风险。

年龄：随着年龄的增长，肌肉和结缔组织的弹性会降低，可能导致腹直肌分离。

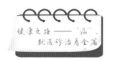

除了上述病因，还有一些生活方式和行为因素可能增加腹直肌分离的风险。

重物举起：不正确的举重技巧或频繁抬起重物可能增加腹部压力，导致腹直肌分离。

某些运动：某些高强度运动或腹部锻炼可能在没有适当技巧的情况下加剧腹直肌分离。

多胎妊娠：多胎妊娠由于腹部压力更大，可能增加腹直肌分离的风险。

手术：腹部手术，特别是多次手术，可能影响腹壁的完整性，从而导致腹直肌分离。

15. 滑疝的病因及诱发因素

滑疝是一种特殊类型的疝气，它是指腹腔内器官的部分组织滑入疝囊中。这种疝气的独特之处在于，疝囊内不仅包含腹腔内的组织或器官，而且还包括这些器官的一部分，如肠道的一部分。了解滑疝的病因和诱发因素对于其有效诊断和治疗至关重要。

滑疝的定义

滑疝通常发生在腹股沟疝或股疝中，特别是当部分肠道、膀胱或其他腹腔内器官的壁滑入疝囊时。这种疝气有其特殊的解剖结构。

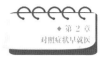

滑疝的形成主要与以下因素有关：

解剖学因素：个体的解剖结构，尤其是腹腔内器官的位置和形态，可能促成滑疝的发展。

腹内压力增加：任何导致腹内压力增加的情况，如长期咳嗽、便秘、重物搬运等，都可能促进滑疝的形成。

🪶 诱发因素

滑疝的发展可能与多种生活方式和行为因素有关。

年龄因素：年龄增长可能导致腹壁肌肉减弱，增加患上滑疝的风险。

肥胖：体重过重可能导致腹内压力持续增高，从而增加患上滑疝的风险。

重复性腹部压力：经常进行腹部用力的活动可能导致腹壁的弱化，从而诱发滑疝。

妊娠：怀孕期间腹部压力的增加可能导致腹壁弱点，从而增加患上滑疝的风险。

手术历史：之前的腹部手术，特别是在腹股沟区域的手术，可能改变腹壁的正常解剖结构，增加患有滑疝的风险。

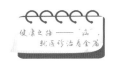

二、你是疝气高危人群吗?

正所谓预防大于治疗，所有疾病在发生之前预防是最佳选择。针对疝气的发病而言，了解哪类人群更易中招，对自己进行"明确划分"，并采取相应措施进行及时干预是预防疝气的关键。但因发病部位不同，疝气种类不同，从而疝气的高危人群也大相径庭，接下来，我们来仔细了解一下针对不同部位不同类型的疝气他们所对应的高危人群主要为哪些，看看自己是否中招。

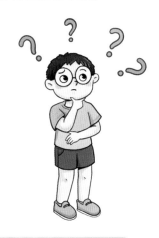

 1. 腹股沟斜疝的高危人群

腹股沟斜疝高危群体主要包括男性、婴幼儿和有家族史的个体。在男性中，腹股沟斜疝的发生率远高于女性，主要是由于男性腹股沟结构的解剖特点和较高的腹内压力。婴幼儿，尤其是早产儿，也是腹股沟斜疝的高危人群，这主要是因为他们在出生时腹股沟管可能未完全闭合。

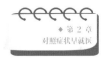

2. 腹股沟直疝的高危人群

腹股沟直疝是发生在腹股沟内环的疝气，相对于腹股沟斜疝，它更常见于成年男性。这种疝气类型的高危群体包括中老年男性，特别是那些长期从事重体力劳动的人。随着年龄的增长，腹部肌肉和组织的自然退化可能导致腹股沟区域变得脆弱，从而增加了直疝的风险。

此外，长期或频繁增加腹内压力的个体，如经常性重物举起、慢性咳嗽或慢性便秘的人，也处于较高风险。这些活动增加了腹内压力，可能导致腹股沟区域的腹壁弱化。

3. 股疝的高危人群

股疝的高危群体是中老年女性，主要是由于她们的骨盆结构和较宽的股沟管，这增加了腹腔内容物通过股沟管的可能性。

4. 阴囊疝的高危人群

阴囊疝，是指腹股沟疝气下降至阴囊区域的情况，主要影响特定的人群。婴幼儿，尤其是早产儿，由于他们的腹股沟管在出生时可能未完全闭合，是患有这类疝气的高危人群。此外，老年男性也有较高风险，因为随着年龄的增长，腹壁肌肉可能逐渐减弱，尤其是在腹股沟区域，从而增加发生阴囊疝的可能性。

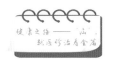

5. 膈肌疝的高危人群

膈肌疝是腹部器官通过膈肌的开口，尤其是食管裂孔，进入胸腔。这种情况在某些特定人群中更为常见。

首先，年龄是一个显著因素。膈肌疝主要影响中老年人，因为随着年龄的增长，膈肌和周围组织可能变得松弛，增加了器官穿越膈肌的可能性。此外，肥胖的个体也处于较高风险，因为过多的腹部脂肪会增加腹内压力，从而推动腹腔器官向膈肌的弱点移动。

长期的或强烈的腹内压力增加也是一个重要因素。这可能是由于慢性咳嗽、便秘、频繁提举重物，或任何长期增加腹压的活动造成的。怀孕也是一个相关因素，尤其是在多次妊娠的女性中，因为怀孕会显著增加腹内压力。

此外，那些有胃食管反流病史的人，可能因为反复的酸性损害和压力变化而对膈肌疝更为敏感。最后，膈肌疝可能与遗传因素有关，尽管这种关联性目前还不是非常明确。

综上所述，中老年人、肥胖者、经历慢性腹内压力增加的人群、多次妊娠的女性、有胃食管反流病史的人，以及可能的遗传易感个体，是膈肌疝的高危人群。

6. 食管裂孔疝的高危人群

食管裂孔疝，一种常见的疝气类型，主要影响中老年人群。随着年龄的增长，膈肌和周围组织的自然松弛可能导致食管裂孔变得宽

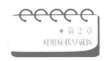

松，增加了腹部器官滑入胸腔的风险。肥胖人群也处于较高风险，因为腹部的额外脂肪增加了腹内压力，从而促进器官通过食管裂孔突出。

此外，那些有长期或重度腹内压力增加的经历，如慢性咳嗽、便秘、频繁举重的人，也容易发展食管裂孔疝。怀孕也是一个重要的影响因素，特别是在多次怀孕的女性中，由于怀孕期间腹内压力的显著增加。长期的胃食管反流病史患者同样可能增加患食管裂孔疝的风险。

 7. 白线疝的高危人群

首先，怀孕妇女因腹部显著扩张而处于较高风险，尤其是在多次妊娠的女性中。此外，经常进行重物举起或从事需要强烈腹部用力活动的个体也面临较高风险，例如，举重者或从事重体力劳动的工人。肥胖人群同样易受影响，因为过多的腹部脂肪可能导致腹壁的持续压力，进而引发白线疝。

此外，老年人由于自然的肌肉减弱和组织退化，也可能增加患上白线疝的风险。最后，腹部手术的病史，特别是经历多次或大型腹部手术，可能因手术影响腹壁结构而成为白线疝的一个风险因素。

综上所述，多次妊娠的女性、经常进行重物举起的个体、肥胖者、老年人，以及有腹部手术病史的人群是白线疝的高危人群。

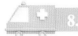 **8. 闭孔疝的高危人群**

特别是老年女性，由于骨盆解剖结构的特点，更容易发展闭孔疝。随着年龄的增长，肌肉和结缔组织的自然减弱可能导致闭孔管区

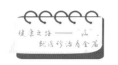

域的腹壁弱化，增加了闭孔疝的风险。

此外，长期腹内压力增加的个体也是闭孔疝的高危人群，这可能源于慢性咳嗽、便秘或肥胖等情况。重物搬运工人或经常进行高强度腹部用力的人也可能面临更高风险。

妊娠同样是一个重要因素，特别是在多次妊娠的女性中，由于怀孕期间腹内压力的显著增加。总的来说，老年女性、长期腹内压力增加的个体、经常进行重物搬运的工人，以及多次妊娠的女性是闭孔疝的高危人群。

9. 脐疝的高危人群

脐疝，即发生在脐部区域的疝气，主要影响两个特定人群：婴幼儿和成年人，尤其是肥胖或多次怀孕的妇女。在婴幼儿中，脐疝通常是由于脐部腹壁在胎儿发育过程中未能完全闭合所致。大多数情况下，这种脐疝会在儿童成长过程中自行解决。

10. 切口疝的高危人群

切口疝，即发生在手术切口处的疝气，最常见于进行过腹部手术的人群。这种疝气的形成主要与手术后腹壁愈合过程中的弱点有关。特别是那些进行过大型腹部手术，如剖宫产、胆囊切除或任何开腹手术的患者，都处于较高风险。

肥胖是另一个显著的风险因素。肥胖患者的腹壁负担较重，手术切口可能因额外的脂肪组织和压力而更难愈合。此外，腹部的重复用

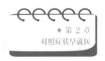

力，如咳嗽、便秘和重物举起，可能导致新愈合的切口处承受额外的压力，从而增加切口疝的风险。

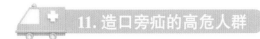

11. 造口旁疝的高危人群

造口旁疝是指在造口（如结肠造口或尿道造口）周围区域形成的疝气。这种疝气主要发生在接受过造口手术的患者中。

首先，长期肥胖的患者处于较高风险，因为过多的腹部脂肪增加了腹壁的负担，可能导致造口周围腹壁组织的弱化。此外，年龄也是一个重要因素，老年患者由于组织弹性减退和愈合能力下降，更可能发展为造口旁疝。

那些有慢性腹内压力增加的状况，如慢性咳嗽、便秘或频繁举重的个体，也更容易发展这种疝气。

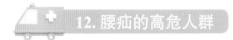

12. 腰疝的高危人群

腰疝，一种在腰部区域发生的疝气，虽然不常见，但在某些人群中风险较高。特别是经常进行重体力劳动或重物搬运的人，由于反复的腰部用力和压力，更容易导致腰部肌肉或筋膜的损伤，从而增加腰疝的风险。此外，长期或慢性的腹内压力增加，如慢性咳嗽、慢性便秘，也可能导致腰部薄弱区域的疝气。

年龄也是一个重要因素，随着年龄的增长，腹部和腰部的肌肉和结缔组织会逐渐退化和减弱，从而增加腰疝的风险。此外，有腰部手术历史的个体也可能因手术区域的组织结构改变而更易发展为腰疝。

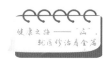

13. 半月线疝的高危人群

半月线疝发生在经常从事重体力劳动的个体，特别是经常需要进行腹部用力的工人和运动员，由于反复的压力和张力作用于腹部侧壁，容易导致半月线处的腹壁弱化，增加了半月线疝的风险。

14. 腹直肌分离的高危人群

腹直肌分离最常见的高危群体是怀孕妇女，特别是在多次怀孕或怀有大体重胎儿的妇女中。怀孕期间，随着子宫的扩张，腹直肌被迫向两侧分开，增加了腹直肌分离的风险。

除了怀孕妇女外，肥胖的人群也是腹直肌分离的高危群体。过度的腹部脂肪可能导致腹壁持续压力增大，进而促使腹直肌分离。此外，经常进行腹部高压力训练的运动员，如举重和体操运动员，也可能因为重复强烈的腹部用力而导致腹直肌分离。

15. 滑疝的高危人群

滑疝是一种特殊类型的疝气，其中腹腔内的器官部分成为疝囊的一部分。首先，老年人是滑疝的高危群体，主要是由于随着年龄增长，腹腔器官和组织的自然下垂及腹壁的弱化。

此外，长期或重度腹内压力增加的个体也面临更高风险。这包括慢性便秘、慢性咳嗽患者及经常进行重物搬运的工人。这些条件会增

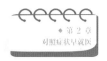

加腹内压力，可能导致腹腔内器官移位，形成滑疝。

三、疝气症状来知晓

疝气种类繁多，不同类型疝气表现出的临床症状略有不同，为了尽早明确诊断并积极进行治疗，我们首先要清楚掌握不同类型疝气所对应的临床症状和体征，由此才能对症下药，提高临床诊断率，为临床疝气的诊疗提供更好的指导价值。

 1. 腹壁疝的临床症状和体征

腹壁疝是指腹腔内容物通过腹壁的自然或获得性弱点或缺陷突出。常见的有白线疝、闭孔疝、脐疝、切口疝、造口旁疝、腰疝、半月线疝、腹直肌分离等。它的临床症状和体征可能因疝气的类型和大小而异，但以下是一些常见的表现：

肿块或凸起：最常见的症状之一是在腹壁上出现可见的肿块或凸起。这个肿块在站立、咳嗽、用力时可能变得更明显，而在躺下时可能减小或消失。

疼痛或不适：疝气区域可能会感到疼痛或不适，尤其是在用力、长时间站立或行走后。疼痛可能从轻微的不适到剧烈的疼痛不等。

压痛：在疝气部位施加压力时可能会感到疼痛。

消化问题：在某些情况下，疝气可能导致消化不良、恶心或便秘等胃肠道症状。

肠梗阻的症状：如果腹壁疝导致肠道受压或扭转，可能出现肠梗阻的症状，如剧烈的腹痛、呕吐、胃胀和停止排便或排气。

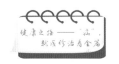

皮肤变化：在疝气部位的皮肤可能会出现红色、发热或变硬，这可能是疝气受困或感染的迹象。

触诊时的感觉：在医学检查中，医生可能通过触诊来感受疝气的大小、形状和是否能回纳。

需要注意的是，一些腹壁疝可能不会引起明显症状，特别是在它们很小时。然而，任何怀疑腹壁疝的情况都应由医生进行评估，以确定最合适的治疗方法。

2. 腹股沟疝的临床症状和体征

腹股沟疝是一种常见的腹部疾病，其临床症状和体征可以包括以下内容：

肿块：腹股沟疝最典型的症状是在腹股沟区域感觉到一个明显的突出物或肿块。这个肿块通常会在活动时变得更加明显，比如咳嗽、笑、举重或用力排尿时。

疼痛或不适感：腹股沟疝可能会伴随轻度到中度的疼痛或不适感，特别是在肿块变得更大或受到压迫时。

腹股沟区域疼痛：疝可能会引起腹股沟区域的疼痛，有时也会放射到大腿内侧。

咳嗽或用力排尿时加重：疝囊会受到腹腔内压力增加的影响，因此在咳嗽、用力排尿或举重时，症状可能会加重。

肿块可推回：在某些情况下，腹股沟疝的肿块可以轻轻按压或推回到腹腔内，但通常会再次突出。

可能伴有恶心和呕吐：如果腹股沟疝引起肠道梗阻或压迫，可能

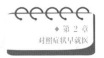

会导致恶心、呕吐和消化不良等症状。

疝症状缓解：有时腹股沟疝的症状可能会暂时缓解，但仍然需要进行治疗，因为疝囊很容易再次突出并导致并发症。

四、疝气的检查

疝气检查主要包括影像学检查、实验室检查及临床检查等几个方面。

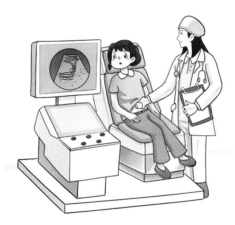

影像学检查

对于腹股沟疝等疝气的诊断，医生通常可以使用一些影像学检查来确认疝气的存在，确定其类型和定位。以下是常用的影像学检查方法：

超声检查（Ultrasound）：超声检查是最常用于诊断腹股沟疝的方法之一。医生可以使用超声波来观察腹股沟区域，以确定是否存在疝气，疝囊的大小、位置和内容等。这种检查通常是无创的，无辐射，适用于大多数患者。

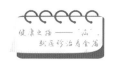

CT扫描（计算机断层扫描，computed tomography，CT）：在某些情况下，医生可能会要求患者接受CT扫描来更详细地查看腹股沟疝的情况。CT扫描可以提供更精确的图像，有助于确定疝囊的性质、大小和位置，并排除其他可能的疾病。

MRI扫描（磁共振成像，magnetic resonance imaging，MRI）：MRI扫描可以提供高分辨率的图像，对于一些特殊情况或需要更详细信息的疝气诊断可能很有用。MRI可以帮助医生确定疝气的类型、内容和周围结构的情况。

疝气的诊断通常主要依赖于临床症状和体征及影像学检查，而不是实验室检查。实验室检查在确定疝气的诊断上通常不起关键作用，但在一些情况下，它们可以用来排除其他疾病或评估疝气引发的并发症。以下是一些可能涉及的实验室检查：

血液检查：在一些情况下，医生可能会要求进行血液检查，例如完全血细胞计数、电解质测定和C-反应蛋白水平等。这些检查有助于评估患者的一般健康状况和是否存在感染。

尿液检查：有时，医生可能会要求进行尿液分析，以排除尿路感染或其他相关问题。

电解质检查：在某些情况下，如果患者出现严重的腹痛、呕吐或腹泻等症状，医生可能会检查电解质水平，以评估是否有电解质不平衡。

临床检查

疝气的诊断通常依赖于临床检查，医生会通过观察和体检来确

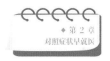
定是否存在疝气，以及其类型和定位。以下是一些常见的临床检查方法，用于诊断疝气。

体格检查：医生会仔细询问患者的症状，如是否有腹痛、肿块、不适感等。然后，医生会进行体格检查，通常包括以下步骤：

观察：医生会检查腹股沟区域和腹壁是否存在突出物或肿块。

触诊：医生会用手触摸腹股沟区域，以感知是否有可推回的肿块，以及疝气是否可复位。

咳嗽试验：医生可能会请患者咳嗽或用力排尿，以观察是否有腹股沟区域的突出物出现或加重。

立位检查：有时，医生会要求患者站立或进行其他活动，以帮助观察疝气在不同情况下的表现。疝气通常在活动时更容易观察到。

阴道直肠检查：对于女性患者，医生有时会进行阴道检查，以排除其他可能引起盆腔区域突出物的病因。

肛门检查：对于男性患者，医生可能会进行肛门检查，以排除其他可能引起腹股沟区域突出物的病因。

化验：在某些情况下，医生可能会抽取一些体液或组织样本进行化验，以排除其他可能引起症状的疾病。

第 3 章
揣个明白去看病

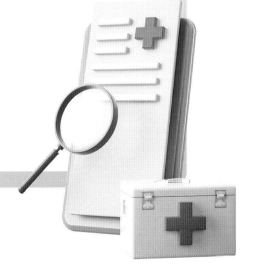

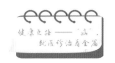

1. 首次就诊选择哪个科室

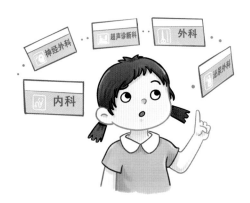

　　如果您首次就诊并怀疑患有疝气，通常可以选择以下两个科室之一进行咨询和评估：

　　外科科室（外科医生或外科专家）：外科医生是最常见的处理疝气问题的专业人员。他们具备诊断和治疗各种类型的疝气的经验。您可以首先在线问诊，以获取外科医生的推荐，或者直接预约外科医生的门诊。

　　普通内科科室（内科医生）：在某些情况下，特别是如果疝气与其他疾病或症状有关，您也可以首次咨询内科医生。内科医生可以进行初步评估，并将您转诊给外科医生或其他专科医生，以进行进一步的诊断和治疗。

　　无论您首次选择哪个科室就诊，都会经过临床评估和体格检查，以确定是否存在疝气，以及其类型、大小和定位。如果疑似疝气，医生可能会建议进行进一步的影像学检查，如超声、CT扫描或MRI，以

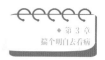

获取更详细的信息来确定诊断和治疗计划。

但凡事也有例外，若疝气发生嵌顿的情况下，比较紧急，如果在夜间发生疝气嵌顿，甚至发生腹痛，应挂急诊科，由急诊科医生判断病情。如果医生觉得病情比较严重，可叫相应科室，比如普外科或疝外科会诊，决定是否急诊手术。如果觉得病情不是非常严重，可进行手法复位，先把疝囊回纳，等到病情平稳，可挂疝外科或普外科进行常规处理。

故总结下来，在无法确定疝气具体类型及医院科室设置情况下，疝气首诊选择普外科。

 2. 首次就诊应该准备什么

当您怀疑自己患有疝气，前往医院或诊所就诊前，以下是您可以准备的一些事项：

医疗记录：带上您的医疗记录，包括过去的病史、手术记录和用药记录。这些信息对医生来说很有帮助，可以更好地了解您的健康状况。

症状和疼痛描述：准备一个详细的症状清单，包括您感觉到的任何疼痛、不适感、肿块的描述，以及这些症状的持续时间和出现频率。此外，如果这些症状与特定活动（如咳嗽或用力排尿）相关，请告诉医生。

药物和过敏信息：提供您正在服用的所有药物的名称、剂量和频率，包括处方药、非处方药和补充剂。还要告诉医生您是否有任何药物过敏。

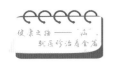

医保信息：带上您的医疗保险卡或医疗支付信息，以确保医疗费用能够顺利处理。

问题和疑虑：在前往医院之前，考虑一些问题，例如您对疝气的症状和治疗选项有什么疑虑或问题。这将有助于您在医生面前更好地理解诊断和治疗建议。

陪同人员：如果可能的话，最好有家人或朋友陪同前往医院，他们可以提供支持，帮助您记住医生的建议和信息。

放松心情：前往医院可能会让人感到紧张或担忧，但尽量保持冷静，与医生坦诚沟通，以便得到最佳的诊断和治疗建议。

3. 首次就诊需要多久

疝气就诊的时间取决于多个因素，包括您所在地的医疗体系、医院或诊所的繁忙程度、医生的安排及疝气症状的严重程度。一般来说，通常可以预期以下时间线：

预约时间：首先，您需要预约医生，这可能需要一些时间，具体取决于医生的排班情况。一些医生可能提供紧急就诊，特别是如果您的症状非常严重或有并发症。

就诊时间：一旦您预约到了就诊时间，实际的就诊过程通常不会太长。医生会进行临床评估和体格检查，以初步确定是否存在疝气。

额外检查：如果医生需要进行额外的检查，如超声、CT扫描或MRI，这可能需要额外的时间，因为这些检查需要等待预约和结果。

诊断和治疗计划：一旦医生确定了诊断，他们将与您讨论治疗选项，包括手术或保守治疗。这也需要一些时间来解释和讨论。

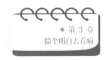

总体而言，您的疝气就诊通常可以在几个小时到一天内完成，但具体时间可能会有所不同。如果您的疝气症状非常严重或需要紧急处理，医生可能会安排更快的就诊时间。无论如何，及早就诊是非常重要的，以便及时诊断和治疗疝气，避免潜在的并发症。如果您有任何疑虑或疑似疝气，请尽早咨询医生。

 4. 首次就诊医生会问哪些内容

在就诊时，医生通常会询问一系列问题，以了解您的症状、疾病史和家庭史，以协助诊断和治疗疝气。以下是医生可能会问的一些常见问题内容：

症状：医生会询问您是否有任何疝气症状，如腹痛、肿块、不适感、咳嗽时肿块明显等。他们可能会要求您描述这些症状的程度、持续时间和频率。

疾病史：医生可能会询问您是否有过任何其他疾病、手术或医疗问题，以及您是否患有慢性疾病如高血压、糖尿病等。

家族史：医生可能会询问您的家庭史，特别是是否有家庭成员曾患过疝气或其他相关疾病。

药物和过敏：医生会询问您是否正在服用任何药物，包括处方药、非处方药和补充剂，以及您是否有药物过敏。

生活方式和活动水平：医生可能会问及您的工作、运动习惯、举重活动等，因为这些因素可能与疝气有关。

疝气的出现和变化：医生可能会询问关于疝气的出现、变化和症状加重的情况，以了解可能导致疝气的诱因。

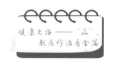
咳嗽和用力排尿：医生可能会询问您是否在咳嗽、打喷嚏、用力排尿等活动时是否有明显的疝气症状。

一般健康状况：医生可能会询问您的一般健康状况，包括体重变化、食欲、消化问题等。

这些问题有助于医生更好地了解您的情况，进行初步评估，并确定是否需要进一步的检查和诊断。诊断疝气通常需要综合病史、临床评估和影像学检查等多个方面的信息。请准备好回答这些问题，以便医生能够更好地帮助您。

 5. 是否应该进行复诊及复诊时间为何时

疝气的复诊与个体情况和治疗方法有关。一般来说，如果您被诊断出患有疝气，并且选择了手术治疗，通常会建议进行定期的复诊。复诊的目的是监测手术后的康复情况，确保疝气没有复发，或者如果有任何并发症，可以及时发现和处理。

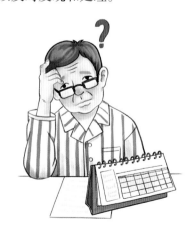

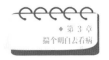

复诊时间可以因个体差异而异，但通常的建议是：

术后1至2周：通常会在手术后的第1至2周进行首次复诊，以评估手术伤口的愈合情况和一般康复状况。

术后6个月：随后的复诊通常在术后的6个月左右进行，以评估手术的长期效果，并检查是否有任何并发症。

随后每年或根据医生的建议：在这些年度复诊中，医生可以继续监测您的疝气情况，确保它没有再次发生。

需要强调的是，复诊计划可能会根据患者的特定情况和手术类型而有所不同。如果您有任何疑虑或需要更详细的复诊计划，建议与您的外科医生讨论。及时的复诊对于确保手术治疗的成功和长期效果非常重要。此外，如果在复诊期间或之前出现任何异常症状，如疼痛、肿胀、恶心、呕吐或其他问题，请立即联系医生进行评估。

 6. 复诊时医生和患者均应该做何准备

疝气复诊时，医生和患者都需要做一些准备工作，以确保复诊能够顺利进行并提供准确的信息。

医生应该做的准备：

复查患者的病历：医生应仔细阅读患者的病历，包括之前的手术记录和治疗情况。这有助于医生了解患者的病情历史。

收集先前检查和影像学结果：如果患者之前进行过超声、CT扫描、MRI或其他相关检查，医生应准备好这些检查的结果，并与患者一起分析。

准备医疗设备：根据需要，医生可能需要准备超声设备或其他用

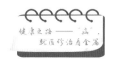

于检查的医疗设备。

准备检查房间：确保检查房间干净、整洁，设备和工具都得到适当的消毒和准备。

记录患者信息：医生可能需要记录患者的症状、体格检查结果和建议，以便将来参考。

患者应做的准备：

提前预约：确保提前预约复诊时间，以避免不必要的等待。

准备相关报告：如果您之前进行过其他医学检查，如超声、CT扫描或MRI，确保带上这些检查的报告或影像资料。

带上药物清单：如果您正在服用任何药物，包括处方药、非处方药和补充剂，请带上药物清单，包括药物名称、剂量和频率。

清晰描述症状：准备好清晰、详细的症状描述，包括疼痛的位置、程度、持续时间及是否有其他不适感。

问题和疑虑：提前考虑可能的问题和疑虑，以便与医生讨论。您可以问关于治疗选项、康复过程和长期预后等问题。

带上医保卡或付款方式：确保带上医疗保险卡或足够的付款方式，以支付复诊费用。

复诊是确保疝气治疗效果和康复进展的重要环节。医生和患者的充分准备可以确保复诊过程更加顺利，有助于提供最佳的医疗关怀。如果您有其他特殊要求或需要，建议提前与医生或医院联系。

第 4 章
对症疾病来治疗

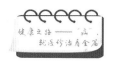

1.腹股沟斜疝的诊断与治疗

腹股沟斜疝（inguinal hernia）是一种常见的疝气类型，通常发生在腹部和大腿相接的区域。以下是腹股沟斜疝的诊断与治疗的概述。

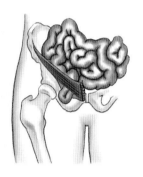

症状观察：患者可能会感觉到腹股沟区域有肿块或不适，尤其是站立、咳嗽或进行体力劳动时。

体检：医生会进行腹股沟区的检查，寻找疝气的迹象。体检时可能会要求患者咳嗽或用力，以便更容易察觉疝气。

影像学检查：在某些情况下，如诊断不明确时，可能需要进行超声波或CT扫描来确认疝气的存在和大小。

手术治疗：是治疗腹股沟斜疝的首选方法。

开放手术：包括在腹股沟区域进行一个切口，修复疝气。

腹腔镜手术：通过几个小切口进行，恢复时间较短，创伤较小。

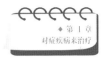
在手术中，通常会使用网状物料来加固腹壁。

非手术治疗：对于无症状或轻微症状的疝气，特别是在老年患者或有严重并发症风险的患者中，可能选择观察和监控，而非立即手术。

疝带：在某些情况下，可以使用疝带来支撑疝气区域，减轻症状。

 2. 股疝的诊断与治疗

股疝（femoral hernia）是一种较少见的疝气类型，发生在大腿和腹部相接的区域，通常发生在股沟管下方。它在女性中比男性更为常见。以下是股疝的诊断与治疗的概述：

 诊断

症状：股疝可能会导致股沟区域或大腿上方有疼痛或不适感。在站立、咳嗽或提重物时，症状可能会加剧。

体检：医生会检查股沟区域，寻找疝气的迹象。在体检时，医生可能会要求患者咳嗽或用力，以观察疝气的变化。

影像学检查：如果诊断不明确，可能需要进行超声波或CT扫描来帮助确认诊断。

 治疗

手术治疗：对于股疝，手术是最常见和推荐的治疗方法。

开放手术：在股沟区域进行切口，修复疝气。

腹腔镜手术：通过几个小切口进行手术，创伤更小，恢复更快。

手术中通常会使用网状物料来加固腹壁。

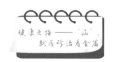

非手术治疗：对于老年患者或那些因其他健康问题而不宜手术的患者，可能会考虑监控疝气的发展，而非进行手术治疗。

疝带：在某些情况下，可以使用疝带来减轻疼痛和不适。

 3. 阴囊疝的诊断与治疗

阴囊疝（scrotal hernia）是一种特殊类型的腹股沟疝，其中疝气通过腹股沟管下降进入阴囊。以下是阴囊疝的诊断与治疗的概述：

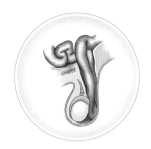

 诊断

症状：患者可能会感觉到阴囊肿大或有不适感，尤其是站立或体力劳动时。

体检：医生会检查腹股沟区和阴囊，以确定疝气的存在。在体检中，医生可能会要求患者咳嗽或用力，以更好地观察疝气。

影像学检查：如果诊断不明确，可能需要进行超声波或CT扫描来帮助确认诊断。

 治疗

手术治疗：是治疗阴囊疝的主要方法。

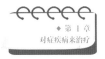

开放手术：通常在腹股沟区进行切口，然后修复疝气。

腹腔镜手术：通过几个小切口进行，利用特殊工具修复疝气。这种手术的恢复时间更短，创伤更小。

在手术中，可能会使用网状物料来加固腹壁。

非手术治疗：对于那些由于年龄或健康状况而不能接受手术的患者，可能会选择观察和管理症状。然而，由于阴囊疝可能导致并发症（如肠梗阻），手术通常是推荐的选择。

 4. 膈肌疝的诊断与治疗

膈肌疝（diaphragmatic hernia）是一种疾病，其中腹部的器官通过膈肌的异常开口进入胸腔。这种情况可以是先天性的，也可以是由于外伤或手术并发症而导致的，属于获得性的。诊断和治疗膈肌疝需要综合考虑。

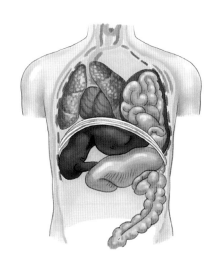

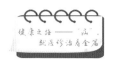

症状观察：患者可能表现为呼吸困难、胸痛、腹痛或消化道症状。

膈肌疝的影像学检查有X射线片、CT扫描和MRI。

X射线片：可显示胸腔内的肠气影。

CT扫描：能更清晰地显示疝入胸腔的器官和膈肌的缺损。

MRI：对于某些情况，如评估膈肌的功能和结构，MRI可能更有帮助。

内镜检查：在某些情况下，胃镜或食管镜检查可以帮助诊断。

保守治疗：对于无症状或症状轻微的患者，可选择定期监测。

开腹手术：传统方法，通过腹部切口修复疝。

胸腔镜/腹腔镜手术：较小创伤，通过小切口进行手术。

疝囊切除和膈肌修复：移除疝囊，并修复膈肌缺损。

使用人工材料：在无法直接缝合膈肌的情况下，可能需要使用人工材料来强化修复。

5. 食管裂孔疝的诊断与治疗

食管裂孔疝是一种常见的疾病，其中腹部的器官（如胃）通过食管裂孔进入胸腔。这种情况通常与膈肌的弱点或损伤有关。其诊断和治疗包括多种方法。

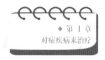

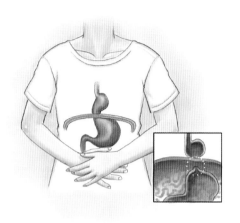

症状评估：常见症状包括反酸、胸骨后烧灼感、吞咽困难和胸痛。一些症状可能与胃食管反流病（GERD）相似。

食管裂孔疝的影像学检查包括胸部X射线片、钡餐X射线片和食管胃镜。

胸部X射线片：可以显示胸腔内胃的位置。

钡餐X射线片：通过口服钡餐，可以观察食管和胃的活动，帮助识别裂孔疝。

食管胃镜：直接观察食管和胃的内部情况，评估炎症和其他异常。

食管裂孔疝的其他检查方法有食管测压和24小时pH监测。

食管测压：评估食管的运动功能。

24小时pH监测：对于有GERD症状的患者，监测食管内酸度的变化。

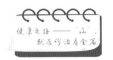
治疗

生活方式和饮食调整：减少体重、避免压迫腹部的紧身衣物、避免躺下后立即进食。调整饮食，避免刺激性食物和饮料。

药物治疗：抗酸药物和质子泵抑制剂，帮助减少胃酸，缓解反流症状。

外科手术：对于药物治疗无效或有并发症（如食管炎、食管狭窄和贫血）的患者，外科手术是一个选项。

常见手术包括腹腔镜下裂孔疝修补术和抗反流手术。

6. 白线疝的诊断与治疗

白线疝，又称腹白线疝，是一种腹部疝，发生在腹直肌鞘的白线上。这是一条从胸骨下缘到耻骨之间的线，通常是由于腹壁中央的结缔组织层弱化造成的。白线疝可以出现在任何年龄，常见于中年和老年人。

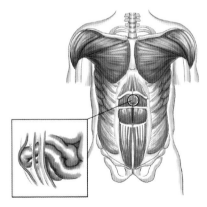

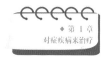

诊断

症状观察：常见症状包括腹部肿块，尤其是在站立或努力时更明显，可能伴有轻微疼痛或不适感，特别是在疝气受压时。

体格检查：医生会检查腹部，寻找肿块或膨出；站立和平躺时的疝气变化特别重要。

影像学检查：虽然通常不必要，但在某些情况下，可能会进行超声波或CT扫描来确定疝的大小和内容。

治疗

保守治疗：轻微或无症状的白线疝，特别是在老年人中，可能不需要立即手术；可以使用疝带或腹部支撑带来减轻症状。

外科手术：对于症状明显、疝气较大或并发症风险的患者，建议手术治疗。手术方法包括开放手术和腹腔镜手术。手术通常包括修复疝囊和加强腹壁。可能使用人工网片来减少复发。

 7. 闭孔疝的诊断与治疗

闭孔疝（obturator hernia）是一种较为罕见的腹股沟疝，发生在闭孔管内。这种疝气更常见于老年女性，尤其是那些体重下降显著的人，因为体重减轻会使腹股沟区域的脂肪减少，从而增加疝气的风险。由于其位置的特殊性，闭孔疝的诊断和治疗具有一定的挑战性。

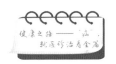
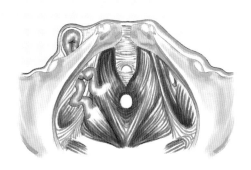

诊断

症状观察：闭孔疝可能不易被发现，因为它不像其他类型的疝那样在腹壁上形成可见的肿块。常见症状包括腹痛、恶心、呕吐，以及肠梗阻症状，如腹胀和便秘。

体格检查：医生可能会在检查时发现髂脊痛点（Howship-Romberg征）阳性，这是指在腿伸直并内旋时出现的疼痛。

闭孔疝的影像学检查有CT扫描和超声波检查。

CT扫描：是诊断闭孔疝最有用的工具，可以显示疝囊和其内容。

超声波：也可能用于辅助诊断，尤其是在CT不可用的情况下。

治疗

外科手术：由于闭孔疝高风险的肠梗阻并发症，通常推荐手术治疗。手术方法可能包括开放手术或腹腔镜手术。手术目的是修复疝囊并加固闭孔管区域，有时可能需要使用人工网片。

术后管理：术后管理包括疼痛控制、活动限制和逐渐恢复日常活动。患者需要接受定期的跟进检查，以监测潜在的复发或其他并发症。

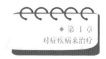

8. 脐疝的诊断与治疗

脐疝（umbilical hernia）是一种常见的疝气类型，发生在腹部脐部附近，腹腔内的组织或器官通过脐部的弱点突出。脐疝在婴儿和成人中都可能发生，但治疗方式和考虑因素有所不同。

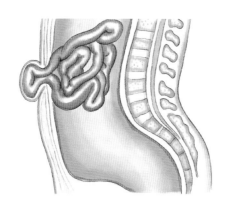

症状观察：脐疝通常表现为脐部的肿块或突起，尤其在咳嗽、哭泣（婴儿）或体力劳动时更明显。成人中的脐疝可能伴有疼痛或不适感。

体格检查：医生通过检查脐部的肿块来诊断脐疝，可能会要求患者站立或咳嗽以观察疝气的变化。在婴儿中，通常可以通过触摸来感觉到疝气。

影像学检查：对于复杂或不典型的情况，可能进行超声波或CT扫描以评估疝气的大小和涉及的组织。

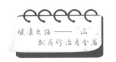

治疗

观察和监测：在婴儿中，许多脐疝会在孩子长大时自然闭合，因此初始治疗通常是观察和定期检查。成人脐疝不太可能自行消退，特别是疝囊较大时。

外科手术：如果脐疝伴有症状、增大或有并发症风险（如肠梗阻），则可能需要手术治疗。手术通常涉及修复腹壁的缺陷，有时可能使用网片加固。在婴儿中，如果疝气在1至2岁时仍未闭合，通常会考虑手术。

9. 切口疝的诊断与治疗

切口疝（incisional hernia）是一种在手术切口处发生的疝气，通常出现在腹部手术后。由于手术切口导致的腹壁弱点，腹内器官或组织可能突出。这种疝气是手术后常见的并发症之一，尤其在大型腹部手术之后。

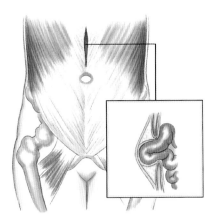

诊断

症状观察：切口疝的主要症状是在手术切口处出现的肿块，特别是在站立、咳嗽或劳力时更明显。可能伴有疼痛或不适感。

体格检查：医生通过检查手术区域的肿块来诊断切口疝。可能会要求患者咳嗽或用力，以观察疝气的变化。

切口疝的影像学检查包括超声波和CT扫描。

超声波：用于评估疝气的大小和涉及的组织。

CT扫描：提供更详细的腹部图像，有助于手术规划。

治疗

保守治疗：轻微的切口疝，尤其是在无症状的患者中，可能首先考虑保守治疗，如减肥和加强腹部肌肉。

外科手术：对于大多数切口疝患者，尤其是那些症状明显或疝囊较大的患者，推荐进行手术治疗。手术通常包括修复腹壁的缺陷，并可能使用网片加固。可以通过开放手术或腹腔镜手术进行。

10. 造口旁疝的诊断与治疗

造口旁疝（parastomal hernia）是一种发生在外科造口（如结肠造口或膀胱造口）周围的疝气。这种疝气发生在腹壁的弱点处，通常是由于造口手术中腹壁的切口导致。造口旁疝是造口术后常见的并发症之一。

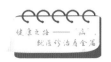

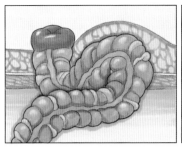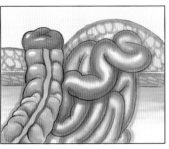

诊断

症状观察：造口旁疝的主要表现是在造口周围区域出现肿块，特别是在站立、用力时更明显。可能伴有不适感或疼痛。在一些情况下，可能导致造口护理困难，比如固定造口袋的问题。

体格检查：医生通过检查造口及其周围区域，寻找肿块或膨出。检查可能包括让患者站立、用力或咳嗽，观察疝气的变化。

造口旁疝的影像学检查包括CT扫描和超声波检查。

CT扫描：可以提供详细的腹部图像，帮助评估疝气的大小和范围。

超声波：也可以用来评估造口旁疝。

治疗

保守治疗：对于无症状或症状轻微的患者，可能首先考虑保守治疗，如使用适当的造口护理技术和疝带。减肥和加强腹部肌肉可能有助于减轻症状。

外科手术：对于症状严重、影响生活质量或有并发症风险的患者，可能需要手术治疗。手术通常包括重新定位造口、修复腹壁缺陷，并可能使用网片加固。

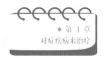

手术方法可能是开放手术或腹腔镜手术。

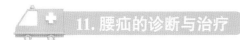
11. 腰疝的诊断与治疗

腰疝（lumbar hernia）是一种罕见的疝气类型，发生在腰部的软组织中。这种疝气通常出现在腰部的两个解剖区域：背部的三角区和肋骨与髂骨之间的区域。腰疝可能是先天性的，也可能是由于外伤、手术或慢性劳损导致的。

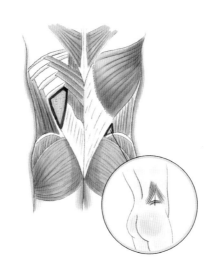

诊断

症状观察：腰疝的典型症状包括腰部肿块或膨出，尤其是在站立、咳嗽或用力时更明显。可能伴有轻微的疼痛或不适感。

体格检查：医生将通过检查腰部的肿块来诊断腰疝。检查可能包括让患者站立、用力或咳嗽，观察疝气的变化。

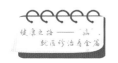

腰疝的影像学检查包括CT扫描和MRI检查。

CT扫描：提供详细的腰部和腹部图像，有助于诊断和规划治疗。

MRI：在某些情况下，可以提供更多有关软组织结构的信息。

保守治疗：对于无症状或症状轻微的腰疝，可以考虑保守治疗，如物理治疗和减肥。保守治疗还包括避免重体力劳动和提高腰部肌肉的强度。

外科手术：对于症状明显、并发症风险或影响日常生活的腰疝，推荐手术治疗。手术通常包括修复疝囊和加强腰部肌肉，有时可能使用网片。手术可以通过开放手术或腹腔镜手术进行。

12. 半月线疝的诊断与治疗

半月线疝（spigelian hernia）是一种罕见的腹壁疝，它发生在腹壁肌肉的一部分，称为半月线。这种类型的疝通常较难诊断，因为它可能不会产生明显的疝囊或肿块。以下是半月线疝的诊断与治疗的概述：

症状：患者可能会报告腹部疼痛或不适，尤其是在活动或劳累后。

体检：医生会检查腹部，寻找疝气的迹象。由于半月线疝可能不形成典型的突出，因此这种检查可能不能够发现问题。

半月线疝影像学检查有超声波检查、CT扫描和MRI检查。

超声波：对于表浅的疝，超声波可能有助于诊断。

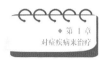

CT扫描：对于深层或不明显的疝，CT扫描通常更为有效，可以显示腹壁内的结构变化。

MRI：在某些情况下，MRI可以提供更详细的图像。

手术修复：对于大多数半月线疝，手术是首选治疗方法。手术旨在修复腹壁的缺陷。

开放手术：通过一个较大的切口来接近疝。

腹腔镜手术：通过几个小切口使用特殊工具和相机进行修复，通常恢复更快，创伤更小。

非手术治疗：在极少数情况下，如果疝很小且不引起症状，或者患者的健康状况不适合手术，医生可能会建议观察和监控。

 13. 腹直肌分离的诊断与治疗

腹直肌分离（rectus diastasis）是一种常见的情况，尤其在孕妇和中年男性中较为常见。在这种情况下，腹部中间的肌肉（腹直肌）沿着中线分开。以下是腹直肌分离的诊断与治疗的概述：

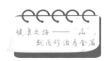

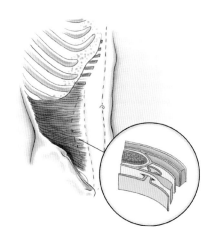

症状：患者可能会注意到腹部中央的凸起或"膨出"，尤其是在坐起或紧张腹部时更加明显。

体检：医生通过触摸腹部中线，尤其是在患者坐起时，检查腹直肌之间的间隙。

测量：通常会测量腹直肌之间的间距，以确定分离的程度。间隙超过2cm通常被视为腹直肌分离。

影像学检查：在某些情况下，可能需要进行超声波或其他影像学检查来评估腹部的情况。

治疗包括物理治疗和手术治疗。物理治疗包括腹部锻炼、姿势训练和支持带或束腹带。

腹部锻炼：特别设计的锻炼程序可以帮助加强腹部核心肌肉，减少腹直肌分离。

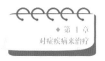
姿势训练：改善日常姿势和提升核心稳定性也很重要。

支持带或束腹带：在某些情况下，穿戴特制的支持带或束腹带可能有助于支撑腹部。

手术治疗包括腹壁重建和美容手术。

腹壁重建：对于严重的腹直肌分离或伴有疝的情况，可能需要进行手术治疗。手术通常包括将分离的肌肉缝合在一起。

美容手术：有时候，腹直肌分离的修复可以与腹部整形手术（如吸脂或腹部拉皮）结合进行。

 14. 滑疝的诊断与治疗

滑疝（sliding hernia）是一种疝气，其中疝囊的一部分由患者的内脏组织（如肠道或膀胱）构成，通常出现在腹股沟区域。这种类型的疝气在诊断和治疗上可能比其他类型更为复杂。以下是滑疝的诊断与治疗的概述：

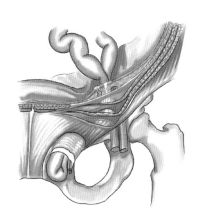

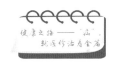

症状观察：患者可能会感觉到腹股沟区域的疼痛或不适，尤其是在站立、咳嗽或体力劳动时。

体检：医生会检查腹股沟区域，寻找疝气的迹象。体检中可能包括咳嗽试验，观察疝气在咳嗽时是否变得更明显。

影像学检查：超声波、CT扫描或MRI可能被用来帮助确诊滑疝，特别是在标准体检无法明确诊断的情况下。

滑疝的手术治疗方法包括开放手术和腹腔镜手术。

开放手术：通过在腹股沟区域进行切口来修复疝气。考虑到滑疝的特殊性，手术时需要小心处理疝囊内的内脏组织。

腹腔镜手术：通过几个小切口进行，利用特殊工具和摄像头进行修复，可以减少创伤并缩短恢复时间。但在滑疝的情况下，这种手术可能需要更高的技术水平。

使用网状材料来加固腹壁并防止疝气复发。

非手术治疗：对于轻微的症状或由于健康原因无法接受手术的患者，可能会选择观察和监控疝气的发展。然而，由于滑疝可能导致并发症，如肠梗阻，通常建议手术。

15. 易复性疝的诊断与治疗

易复性疝，也被称为可复性疝气，是一种疝气状态，其中疝内容

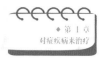
物能够在腹腔和疝囊之间反复移动，这种情况通常说明疝内容物与疝囊之间的粘连较轻。

易复性疝的典型表现是，当患者处于站立、行走、运动、劳动、咳嗽或婴幼儿哭闹时，由于腹内压力的增加，疝内容物会突出到疝囊内，形成体表可见的突起。而当患者平卧或用手轻轻推压时，疝内容物可以容易地被回纳至腹腔内，此时体表的突出现象也随之消失。

体格检查：这是诊断易复性疝的最直观且关键的步骤。医生通过触摸疝块，并让患者咳嗽来观察是否有冲击感。随后在患者平卧时，尝试将疝内容物推回腹腔，若疝未嵌顿，疝块可以消失。

影像学检查：超声波和CT扫描等影像学检查可以作为辅助诊断工具，帮助确定疝气的确切位置和性质。

易复性疝气的治疗可采用保守治疗和手术治疗。

尽管易复性疝气可以通过保守方法治疗，但需要谨慎处理。使用疝气带或疝气药贴的目的是使疝环口逐渐变软、缩小并闭合，但这种方法的有效性尚有待验证。使用疝气带时，必须确保疝已经回位，否则可能导致病情恶化。

对于身体状况良好、没有手术禁忌证的患者，进行手术无张力疝修补术是最佳选择。手术通常包括疝囊的高位结扎和使用特殊的生物

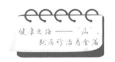

补片来填补疝缺损，从而防止疝内容物反复突出，减少梗阻和肠管坏死等严重并发症的风险。然而，对于存在严重心肺疾病或其他手术禁忌证的患者，手术风险较高，此时可选择使用疝带来局部加压，以减轻疝内容物的反复突出。

　　易复性疝虽然在某些情况下可以通过非手术方式管理，但手术治疗通常是更有效且长期的解决方案。患者在选择治疗方法时应与医生充分讨论，以确定最适合自己情况的治疗方案。

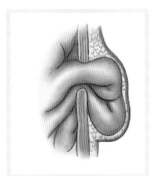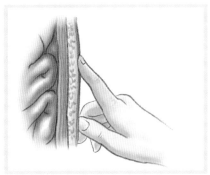

 16. 难复性疝的诊断与治疗

　　难复性疝是一种特殊类型的腹外疝，其中疝内容物不能或不能完全回纳进入腹腔。这种情况通常是由于疝内容物与疝囊之间的密切粘连，尤其在患病时间较长的患者中较为常见。滑动性疝，作为难复性疝的一种类型，虽然不太常见，但也需要特别注意，因为其诊断较为困难，常需在手术中才能确诊。

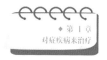

难复性疝的症状与疝内容物的性质密切相关：

大网膜为内容物：可能出现钝痛，尤其在长时间站立时感到局部胀痛。

肠祥为内容物：容易引起嵌顿和绞窄，可能导致肠梗阻、慢性便秘和消化不良等症状。

滑动性疝：通常见于右侧，常见的疝内容物包括盲肠、乙状结肠或膀胱。

难复性疝的诊断主要基于以下几点：

病史和临床表现：疝内容物不能或不完全能够回纳入腹腔。

体格检查：通过视觉和触觉检查腹部，发现部分或完全不能回纳的腹部包块。

影像学检查：X射线等影像学检查有助于进一步明确腹外疝的类型和情况。

 治疗

一旦确诊为难复性疝，及时的手术治疗是必需的。手术方法通常与普通腹部疝修复相同，但需要特别注意以下几点：

术前准备：对于疝囊较大的患者，术前应重点评估患者的心肺功能。

手术过程：手术中需小心处理疝内容物与疝囊的粘连，并适当修

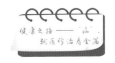

复疝口。

术后管理：对于大型疝囊，术后应注意适当的引流处理，以及对患者的整体监护。

难复性疝是一种需要及时干预的严重疾病。准确的诊断和及时有效的手术治疗是关键。患者在发现疝症状时应及时就医，以免延误治疗导致更多并发症。通过合适的手术方法和术后护理，大多数患者可以期待良好的治疗效果。

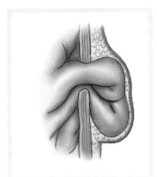
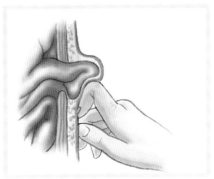

 17. 嵌顿性疝的诊断与治疗

嵌顿性疝，亦称为疝气嵌顿，是一种疝气的严重并发症，发生于疝内容物如小肠长时间脱出并卡在疝环口，无法自行回纳的情况。通常，疝嵌顿的发生与早期疝气的忽视、缺乏及时复位相关。疝环因反复受到刺激而收缩，最终形成嵌顿。嵌顿后，疝气可能引起剧痛，严重时还可能伴随急性肠梗阻症状。

嵌顿疝的主要表现包括：

疼痛：疝内容物突然不能回纳，伴随剧烈疼痛。

肿块变化：疝块突然增大，平卧或用手推送肿块不能使之回纳。

肿块特征：肿块紧张、发硬，并伴有触痛。

消化道症状：可能出现恶心、呕吐、便秘、腹胀等肠梗阻症状。

嵌顿疝的诊断依赖于以下几点：

体格检查：疝囊在平躺或用手还纳时仍然突出，且无法回纳，触摸时有肿胀、发硬，按压也有明显疼痛感。

影像学检查：B超检查和CT检查有助于鉴别疝气嵌顿的情况，尤其是CT检查，可以更清晰地观察疝囊及其内容物。

治疗

嵌顿疝的治疗应及时进行，以免引起严重并发症。

初期处理：在疝初发时，肿物通常可以通过手法还纳回腹腔。

小儿患者：安抚儿童，减少哭泣，可以尝试洗澡等方法以促进肿物自然回纳。

老年患者：应定期检查，避免因长时间忽视而导致疝气嵌顿。

嵌顿疝的紧急处理：如果疝嵌顿超过10h，应立即送往医院接受紧急治疗。

预防措施：老年人应积极治疗咳喘、小便不畅、便秘等症，并适

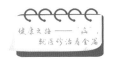

当锻炼增强腹肌力量。

嵌顿疝是一种需要紧急医疗干预的严重疾病。患者在出现疝气症状时应及时就医，避免忽视症状导致疾病恶化。通过适当的医疗干预和预防措施，可以有效避免嵌顿疝的发生。

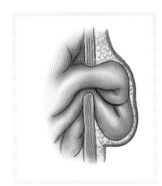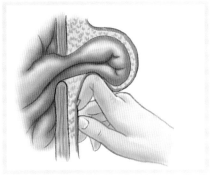

18. 绞窄性疝的诊断与治疗

绞窄性疝是腹疝的一种严重形式，其中肠壁动脉的血流受阻，甚至完全阻断，导致肠壁迅速坏死。这种疝气发生在腹内器官或组织经过自然或后天形成的薄弱区域或孔道，突出到腹部其他部位。绞窄性疝通常是嵌顿性疝的进一步发展，两者在临床上往往难以明确区分。

绞窄性疝的主要特征包括：肿块的突然增大，伴随明显的疼痛。尽管采取平卧、降低腹内压和手法等措施，疝内容物仍无法回纳。疝块变得坚硬、发硬，并有明显的压痛。

肠梗阻表现：患者可能出现剧烈的腹痛、恶心、呕吐、停止排气排便，腹胀等急性机械性肠梗阻症状。

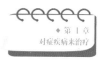

血液循环障碍：出现严重的中毒症状，如嗜睡或精神异常，急性脱水，以及急性弥漫性腹膜炎的表现。

绞窄性疝的诊断通常基于以下几点。

病史和体征：详细询问病史，检查所有可能发生疝的部位。

体格检查：寻找坚硬的肿块，注意其压痛情况。

影像学检查：利用X射线检查，观察肿块附近是否有肠管充气扩张和液平面聚集，以助于诊断。

对于绞窄性疝患者，及时的手术干预是关键。

解除疝环压迫：首先解除疝环对疝内容物的压迫。

判断疝内容物的生命力：根据肠管的颜色、弹性、张力和蠕动能力，以及肠系膜内动脉的搏动情况来判断。

处理坏死组织：如肠管已坏死，进行切除和肠吻合术。考虑到手术区的污染，高位结扎疝囊后，一般不做疝修补术。

大网膜疝内容物：如疝内容物为大网膜，可进行切除，并同时进行疝修补术。

绞窄性疝是一种急需治疗的严重疾病，延迟治疗可能导致严重并发症。因此，一旦出现相关症状，应立即就医，并在医生指导下进行紧急手术治疗。通过及时准确的诊断和恰当的治疗方法，可以有效地减轻。

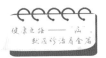

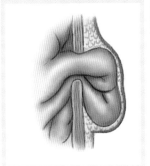
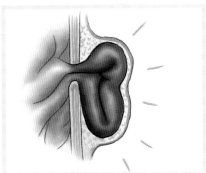

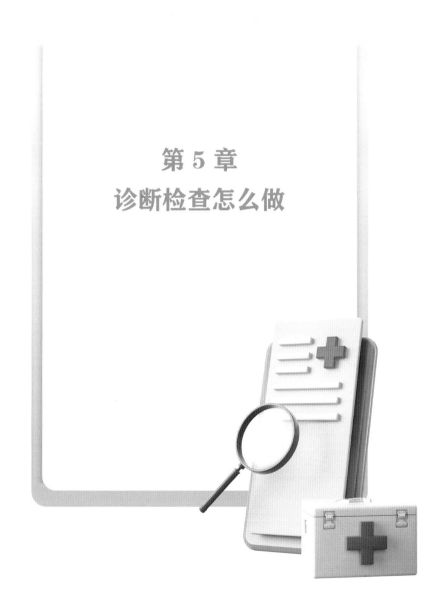

第 5 章
诊断检查怎么做

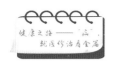
1. 体格检查不可少

疝气的体格检查是确诊和评估疝气的重要步骤之一，不可或缺。体格检查可以帮助医生确定是否存在疝气、疝气的类型、大小、定位和可复位性等重要信息。以下是一些体格检查中的关键元素：

观察：医生会首先仔细观察腹股沟区域和腹壁，寻找任何突出物、肿块或不正常的肿胀。他们会注意肿块的外观、大小、形状和颜色。

触诊：医生会用手轻轻触摸腹股沟区域，以感知是否有可推回的肿块。触诊可以帮助医生确定肿块的质地、触感和是否可以复位。

咳嗽试验：医生可能会请患者咳嗽或用力排尿，以观察是否有腹股沟区域的突出物在这些活动中出现或加重。这有助于确定肿块与咳嗽或用力排尿有关的可复位性。

立位检查：有时医生可能要求患者站立或进行其他活动，以帮助观察疝气在不同情况下的表现，因为疝气在站立或用力活动时可能更容易观察到。

阴道直肠检查（对女性患者）：医生有时会进行阴道检查，以排除其他可能引起盆腔区域突出物的病因。

肛门检查（对男性患者）：如果您是男性患者，医生可能会进行肛门检查，以排除其他可能引起腹股沟区域突出物的病因。

疝气的体格检查是一个非常重要的步骤，可以提供初步的诊断信息，但通常需要结合其他临床评估和影像学检查，如超声波、CT扫描或MRI，以获取更详细的信息并确定最适合的治疗方法。如果您怀疑

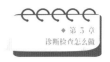

自己患有疝气，请及早咨询医生进行专业的诊断和治疗建议。

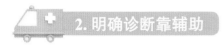

2. 明确诊断靠辅助

疝气的明确诊断通常需要结合多种辅助方法，而不仅仅依赖于体格检查。尽管体格检查可以提供初步的诊断线索，但疝气的确切诊断通常需要以下辅助方法：

影像学检查：超声、CT扫描或MRI等影像学检查可以提供详细的图像，帮助医生确定疝气的类型、大小、定位和是否可复位。这些检查还有助于排除其他可能引起症状的问题。

医学影像：有时，医生可能会使用医学影像，如X射线，来帮助确定疝气的位置和性质。

临床病史：医生会询问您的病史，包括疝气症状的出现时间、症状的严重程度、可能的诱因以及以前是否进行过疝气手术等。

咳嗽试验：医生可能会要求您咳嗽或用力排尿，以观察疝气是否在这些活动中出现或加重。这有助于确定疝气的可复位性。

临床评估：医生会仔细评估疝气的外观、触感和其他特征，以帮助确定诊断。

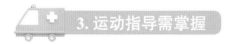

3. 运动指导需掌握

如果您患有疝气或曾经接受疝气手术，进行运动时需要特别小心，以避免增加腹股沟区域的压力和减轻疝气的风险。以下是一些关于疝气运动指导的要点：

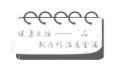
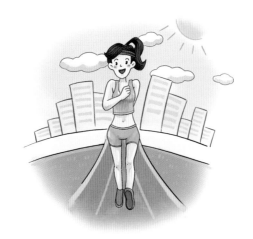

　　咨询医生：在开始任何新的运动计划之前，特别是患有疝气或曾接受疝气手术，应咨询医生或专业医师。他们可以评估健康状况，提供有关建议。

　　避免重型举重：避免举重和用力的活动，这些活动可能会增加腹股沟区域的压力，增加疝气再发的风险。

　　选择低冲击运动：低冲击的有氧运动，如散步、游泳和骑自行车，通常是相对安全的选择，因为它们不会对腹股沟区域造成过多的压力。

　　加强腹肌：强化腹肌可以帮助提供额外的支持，减轻腹股沟区域的压力。但是，选择适当的腹肌锻炼非常重要，以避免加重疝气。请咨询医生或物理治疗师，以获取合适的腹肌锻炼建议。

　　逐渐增加运动强度：如果打算进行较重的体育锻炼，请逐渐增加运动强度，避免突然开始剧烈的活动。

　　使用支撑物品：在进行高强度运动时，例如举重，可以考虑佩戴

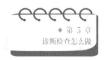

专门设计的腹部支撑带或疝气腰带，以提供额外的支持。

随时注意症状：在进行任何运动时，都要随时留意腹股沟区域的不适感或疼痛。如果感到不适或出现疼痛，应立即停止活动，并咨询医生。

总之，疝气患者在进行运动时需要小心谨慎，并始终尊重医生的建议。避免剧烈活动和重型举重，选择适合的低冲击运动，并在逐渐增加运动强度时小心谨慎。如果有任何疑虑或疼痛，务必咨询医生，以便及时进行评估和处理。

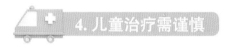
4. 儿童治疗需谨慎

确实，在儿童疝气的治疗方面需要谨慎，并且需要专门的儿科医生或外科医生的关注。以下是一些关于儿童疝气治疗的要点：

早期诊断：及早发现并诊断儿童的疝气是非常重要的。疝气通常在婴儿或幼儿时期就可以出现，因此父母和医生应密切关注任何肿块、不适感或其他可能与疝气有关的症状。

外科治疗：疝气在儿童中通常需要手术治疗。手术的目的是修复疝气，以防止内脏器官突出并引发并发症。手术通常相对安全，但必须由有经验的儿科外科医生执行。

选择手术时机：手术的时机通常会根据疝气的类型、症状的严重程度和儿童的年龄来决定。一些疝气可能需要尽早手术，而其他情况可能可以稍等一段时间。

麻醉和手术风险：麻醉在儿童手术中需要特别小心，因此手术应在医疗设施中进行，由专业的麻醉医生监督。手术风险通常是低的，

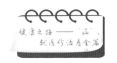
但需要充分评估。

术后康复：术后，儿童需要适当的康复和监测。家长需要密切关注手术部位，确保伤口恢复正常，以及观察是否有任何异常症状。

长期关注：一些儿童可能需要长期的关注，以确保疝气没有再次发生。医生通常会定期进行随访检查，特别是对于某些疝气类型。

总之，儿童疝气的治疗需要综合考虑病情、儿童的年龄和整体健康状况。家长应该与医生密切合作，确保儿童获得适当的治疗和康复护理。及早治疗和关注可以减少并发症的风险，确保儿童的健康。

5.儿童患上疝气的危害

严重影响患儿生殖系统及消化系统的健康：小儿患上疝气后，对患儿消化功能存在一定负面影响，容易导致患儿出现腹胀、腹痛、下腹坠胀及便秘等不适症状，从而影响患儿对外界食物营养的吸收，降低患儿免疫功能，损害患儿健康。由于腹股沟靠近生殖器官，患儿长期剧烈哭闹会增加其腹腔内压力，从而造成腹腔肠管明显突出。一些家长在患儿疝囊颈上束疝气带，导致疝囊颈越来越坚硬，引起疝气嵌顿，甚至导致腹部疼痛、肠坏死以及肠梗阻等并发症。

严重影响患儿发育：男童患儿如果没有及时采取治疗措施，将会导致疝气嵌入阴囊内，影响生殖健康，导致生殖神经系统压迫，从而引起不育症。

严重影响患儿性格：儿童患上疝气后，除了造成生理上有影响外，对患儿的心理也有着不良影响，会带给患儿更大的心理考验。家长担心引发疝嵌顿，因此用各种方法避免患儿哭闹，尽可能的满足患

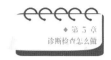

儿需求，在患儿性格尚未定型的情况下，很容易改变患儿性格，导致患儿骄横、任性，对患儿的心理发育形成不利影响。

严重影响患儿体态：疝气患儿多处于生长期，发育尚未健全，如果腹股沟疝未能得到及时治疗，将会逐渐增大，此时，患儿的阴囊也会随之增大。行走时两腿间距较宽，为了避免患儿阴囊受到摩擦，家长会减少患儿的走路时间，患儿也会下意识地做出保护性动作，久而久之，便会导致患儿的形态、体态发生改变，导致患儿形成"O"型腿。

小儿疝气还可引发重大并发症——疝嵌顿。疝嵌顿指的是疝内容物在疝囊内的嵌顿现象，其主要原因可能与疝口直径及疝内容物有关。疝嵌顿的形成会导致患儿出现疼痛、哭闹不止的现象，且难以保持平静，同时，患儿还可以出现恶心呕吐及停止排便现象，一旦病情未及时发现并予以控制，随着病情的进展，患儿恶心呕吐及大闹现象会持续加重，甚至出现发热；且疝嵌顿的发生会对患儿消化系统造成非常大的危害，甚至可以导致肠穿孔及肠管坏死，进而引发肠梗阻。针对小儿疝气而言，疝口直径一般较小，当肠管疝出时，如果疝内容物长时间处于疝囊内，难以还纳至腹腔，将会引发疝嵌顿。对于儿童来说，疝内容物相对较多，长期留在疝囊内，对患儿该部位会产生一定的挤压，长此以往，则容易出现水肿现象，而当疝出肠管的粪便出现异常改变时，将会引发嵌顿。甚至有资料显示：疝囊内疝内容物长期挤压，会导致该处组织严重缺血甚至坏死，进而导致疝绞窄的发生。而疝绞窄也是疝气患儿不可忽视的严重并发症之一，随着病情的进展，患儿会出现精神萎靡，尿量减少，甚至休克，严重影响患儿生命安全。目前，临床上针对小儿疝气发生疝嵌顿的治疗主要根据时间

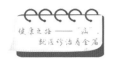

来指导，若患儿疝嵌顿发生在 2 h 之内，可采用手法复位治疗，若患儿疝嵌顿发生超过 2 h，只能采取手术治疗方式。而关于疝绞窄的治疗关键为及时手术治疗，避免病情加重。

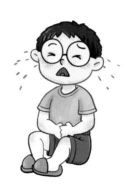

 6. 疝气患儿治疗要点

　　根据小儿的发病年龄选择手术时机：患儿1岁之内时，腹股沟长度较短，仅为1cm左右，这个时候患儿的发育还未成熟，肌肉尚还在发育阶段，较薄，较为柔弱，部分患儿可能随着生长发育腹壁加强实现疝的自愈。而在患儿8个月后，腹股沟管逐渐增长，肌肉逐渐发育成熟，此时更适宜手术。故认为小于1个月的疝气患儿在8个月至1岁时进行手术最佳，此时，伤口可以更好地愈合，手术效果更佳；且这段时间内进行手术，患儿术后瘢痕较小，更好护理，美观度更佳。

　　根据患儿的症状选择手术时机：当疝气患儿已出现嵌顿现象，且进行挤压时仍旧未能还纳，持续挤压会对周围组织造成水肿，若此时进行手术，待水肿消失后极易导致复发，故此时不宜进行急诊手术；但若多次挤压患儿仍旧未能还纳，嵌顿发生时间较长，为防止对患儿

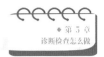
造成更坏的影响，此时应该采取急诊手术治疗。

根据患儿的并发症情况选择手术时机：多位学者认为：疝气患儿应选择在无任何并发症的时候进行手术治疗，如手术前，应确认患儿身体状况良好，营养良好，未合并肺炎、支气管炎及感冒等上呼吸道感染，若准备手术期间患儿一直哭闹，医生应仔细检查患儿是否出现鼓包，且综合多项临床医学检查确诊后确定无任何并发症时进行择期手术治疗。

总而言之，儿童是特殊人群，而疝气对儿童危害极大，对患儿身心健康均具有重大影响，严重者还可危及患儿的生命安全，故针对疝气患儿的治疗，应根据患儿的实际情况，选择合适的手术时机，做好手术治疗，促进患儿康复，改善患儿预后。

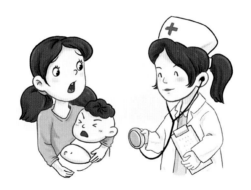

 7. 检查项目须分清

所有疾病的诊断都需经过问诊、病史采集、体格检查及辅助检查，最后给予确诊。不同的疾病问诊、病史采集、体格检查及辅助检查均不同，存在差异，而在疝气中，也是如此，不同疝气类型问诊、

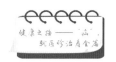

病史采集、体格检查及辅助检查也不会一样，举例如下：食管裂孔疝的诊断主要依赖于X射线、食道造影、胃镜及CT检查，而腹股沟疝、脐疝等诊断常根据病史及体格检查即可诊断，不需要依赖其他辅助检查，CT检查可以帮助确定腰疝、闭孔疝及其他特殊少见疝型的确诊。超声检查可用于鉴别腹股沟不同区的包块，有较高的灵敏度；而CT检查可整体显示结构和细节，在复杂疝型的手术选择中具有更好的指导价值；而实验室检查血常规、血生化及凝血检查中血常规中的白细胞、中性粒细胞数量是否增多，水、电解质含量是否紊乱，可以辅助判断疝气患者是否出现绞窄或坏死。胸部X射线是诊断膈肌疝的最重要检查手段，也是目前诊断食管裂孔疝的主要检查方法；而胸腹部CT对膈肌疝的诊断灵敏度为71%，特异度可达100.0%，利用胸腹部CT扫描检查，不仅能显示膈肌损伤，还能更精确的判断胸腹腔脏器有无移位，帮助医生更好的诊断。

第 6 章
疝气的手术方式及选择

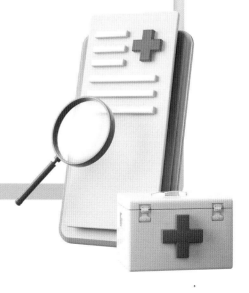

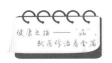

1. 完蛋了，要"开刀"

相信所有患者在医院就诊治疗时最害怕听到的就是开刀治疗，但并不是所有疝气的治疗都需要进行开刀治疗，有包括保守复位+手术开刀治疗两种方案。其中开刀即手术治疗，包括两大类，即传统开刀治疗和腔镜下微创手术治疗。

2. 什么是疝气的传统开刀治疗

疝气是一种常见的疾病，它发生在身体的腹壁或其他软组织中。在这种情况下，腹内器官或组织突出到其正常位置之外，通常是通过一个自然的或获得的弱点。疝气可以发生在任何年龄，但更常见于中老年人。传统的开刀治疗，即开放手术，是治疗疝气的一个主要方法，特别是在某些复杂或大型疝气的情况下。

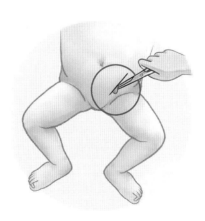

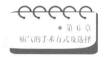
什么是开放手术?

开放手术是一种传统的手术方法，它涉及在腹壁或疝气附近做一个切口，通过这个切口直接访问受影响区域。这种方法允许外科医生直接看到并修复疝气。

开放手术的步骤

麻醉：根据患者的健康状况和疝气的类型，可以采用局部或全身麻醉。

切口：在疝气附近的皮肤上进行切口。

修复疝气：医生会找到并分离出疝囊，然后将突出的组织或器官放回原位。

加固腹壁：在某些情况下，可能会使用合成网状材料来加固腹壁。

关闭切口：使用缝合线关闭切口。

开放手术的优点

直接视觉：医生可以直接看到疝气和周围组织，这在处理复杂或大型疝气时尤其重要。

适应性：对于一些特殊情况，如重复手术或大型疝气，开放手术可能是更好的选择。

无须特殊设备：在资源有限的环境中，开放手术可能是唯一可行的选项。

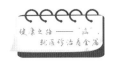

健康之路——疝
就医诊治启金篇

 开放手术的缺点

恢复时间：与微创手术相比，开放手术的恢复时间通常更长。

疼痛和疤痕：较大的切口可能会导致更多的术后疼痛和更明显的疤痕。

3. 什么是腔镜下的微创手术治疗

微创手术是指通过一系列小切口进行的手术，使用特殊的仪器和腔镜（一种装有摄像头的细长管），医生可以在不进行大切口的情况下，观察并操作内部组织。

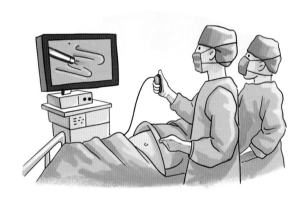

 疝气微创手术的步骤

麻醉：根据患者的情况，通常采用全身麻醉。

切口：在腹部或胸部制作几个小切口。

腔镜插入：通过这些切口插入腔镜和手术器械。

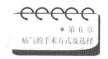

手术操作：医生通过观察腔镜传回的图像进行手术操作，修复疝气。

使用网片：在需要时，会使用合成网片来加固腹壁。

结束手术：手术完成后，切口被缝合。

📋 微创手术的优点

创伤小：小切口意味着体表的创伤更小。

恢复快：患者术后恢复通常更快，住院时间短。

疼痛轻：术后疼痛相对较轻。

美观：由于切口小，术后疤痕也相对较小。

并发症风险低：相对于开放手术，微创手术的感染风险和其他并发症风险较低。

📋 微创手术的缺点

技术要求高：执行微创手术需要高水平的技术和经验。

设备要求：需要特殊的设备和器械。

不适用于所有类型的疝气：对于某些复杂或大型疝气，微创手术可能不是最佳选择。

 4. 什么是腹膜外切口疝修补术（TAS/TES）

腹壁疝的内镜下 Sublay 修补是一种微创手术方法，用于治疗腹壁疝。这种手术主要通过在腹壁肌层下方放置一个网片来加固腹壁，并防止疝气的复发。如您所述，这种手术有两种不同的途径：完全腹膜外修补（totally extraperitoneal sublay, TES）和经腹腔修补（transabdominal sublay, TAS）。

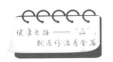

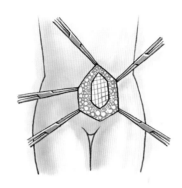

完全腹膜外修补（TES）

操作方式：在TES手术中，外科医生在不进入腹腔的情况下，在腹膜外创建一个工作空间。

步骤：①通过腹壁制造小切口；②创建腹膜外的工作空间；③识别疝气并进行修复；④在腹壁肌层下方放置网片加固；⑤关闭切口。

优势：较小的手术创伤、更快的恢复时间，以及降低腹腔内器官受损的风险。

经腹腔修补（TAS）

操作方式：在TAS手术中，医生通过腹腔进行手术，首先进入腹腔内部。

步骤：①制造腹部的小切口，进入腹腔；②将腹膜翻起以露出疝气区域；③修复疝气并在腹壁肌层下方放置网片；④重新放置腹膜并关闭切口。

优势：允许更好的视野和对腹腔内情况的评估，适用于更复杂的疝气或需要同时进行腹腔内其他手术的情况。

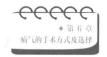

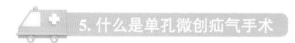选择哪种方法

选择 TES 还是 TAS 主要取决于疝气的具体类型、位置、患者的健康状况以及外科医生的经验和偏好。TES 由于不涉及腹腔内操作，其手术创伤相对较小，恢复时间更快，但可能需要更高的技术水平。而 TAS 则提供了更好的手术视野，适合复杂或大型疝气的修复。每种方法都有其优势和局限性，因此在选择手术方法时，应考虑多种因素。

5. 什么是单孔微创疝气手术

单孔微创疝气手术（single-incision laparoscopic surgery, SILS），也称为单孔腹腔镜手术，是一种先进的微创手术技术。与传统的腹腔镜手术（通常需要三到四个切口）不同，单孔手术只在患者腹部制作一个切口，通常是在肚脐附近。这种技术可用于多种腹部手术，包括疝气修复。

手术过程

单一切口：在肚脐附近制作一个1.5到2cm的切口。

插入器械：通过这个切口插入专门的单孔腹腔镜器械，包括摄像头和手术工具。

进行手术：医生通过腹腔镜观察并进行疝气修复。如果需要，会使用合成网片加固腹壁。

闭合切口：手术完成后，切口被缝合。

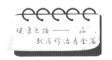

💊 **优势**

美观效果好：由于切口较小且通常位于肚脐，术后疤痕较不明显。

创伤小：减少了腹壁的创伤，有助于减少术后疼痛。

恢复快：相较于传统手术，单孔手术的恢复时间通常更短。

📋 **挑战和局限性**

技术要求高：单孔手术需要较高的技术精湛和经验，因为手术空间和操作范围有限。

并不适用于所有情况：单孔手术可能不适用于所有类型的疝气，尤其是在复杂或大型疝气的情况下。

设备限制：需要特殊的腹腔镜设备和工具。

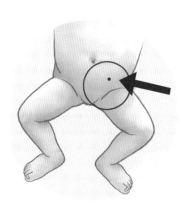

第7章
疝气手术后的并发症及危害

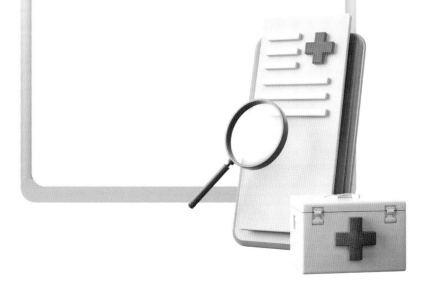

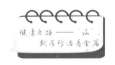
 1. 近期并发症之——疝气术后感染

疝气术后出现感染需引起重视。疝气术后感染是一种可能的并发症，需要认真对待。尽管在现代医疗条件下，术后感染的风险相对较低，但仍然是一种需要警惕的情况。

疝气术后感染的迹象

切口红肿和疼痛：术后切口周围的过度红肿和疼痛可能是感染的早期迹象。

分泌物：从切口流出的黄色或绿色分泌物，尤其是伴有异味。

发热和畏寒：持续的发热或畏寒可能表明身体正在对感染作出反应。

普遍不适或乏力：全身性的不适感或乏力也可能是感染的迹象。

管理和治疗

及时就医：如果出现上述任何症状，应立即就医。

抗生素治疗：医生可能会开处方抗生素来治疗感染。

切口护理：可能需要对切口进行清洁和更好的护理。

监测症状：继续监测症状是否改善或恶化。

预防措施

术前准备：术前的适当准备，包括对手术区域的清洁和消毒。

术中标准：确保手术室的无菌条件和手术过程的严格无菌操作。

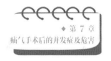

术后护理：术后遵循医嘱进行切口护理，避免过度活动和接触污染源。

健康生活方式：保持良好的营养和足够的休息，以促进愈合。

 结论

虽然疝气术后感染是一个相对罕见的并发症，但它是需要警惕和妥善处理的。通过适当的术前准备、术中操作和术后护理，可以最大限度地减少感染的风险。如果出现任何感染迹象，应立即就医。

2. 近期并发症之二——疝气术后术区积液积血

疝气手术后在术区发生积液或积血是一种相对常见的情况，虽然通常不是严重的并发症，但仍需要妥善处理和监控。

术后积液和积血的原因

手术创伤：手术过程中的组织损伤可能导致局部出血或体液积聚。

炎症反应：手术后的自然炎症反应可能导致液体积聚。

血管损伤：手术中可能损伤小血管，导致血液渗漏到周围组织。

症状和表现

肿胀：术区可能出现肿胀，尤其是在切口附近。

触痛：积液或积血区域可能会感到疼痛或不适。

颜色改变：皮肤可能出现瘀青或红肿。

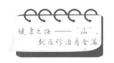

📋 处理和治疗

监测症状：轻微的积液或积血通常会随着时间自然消散。

冷敷：在最初的24—48h内，可以使用冷敷来减少肿胀和疼痛。

热敷：术后几天，使用热敷可以帮助促进血液循环和液体吸收。

抗炎药物：如有必要，医生可能会建议使用抗炎药物。

📋 预防措施

适度活动：术后适当的活动可以促进血液循环，帮助减少积液和积血。

避免过度活动：避免术后过度的体力劳动和运动，以减少出血的风险。

正确的切口护理：遵循医生的指导进行切口护理，防止感染和其他并发症。

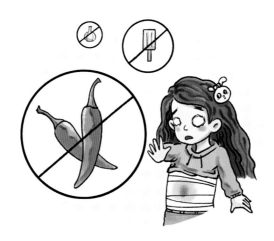

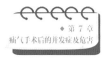

3. 近期并发症之三——周围脏器损伤

周围脏器损伤在疝气手术中的发生率虽然低，但它是一种严重的并发症，绝对不能被轻视。在进行疝气手术，尤其是腹腔镜手术时，存在着损伤邻近脏器的风险，如肠道、膀胱或血管的意外损伤。虽然这些事件相对罕见，但它们可能导致严重的后果，并需要及时的诊断和治疗。

原因和风险因素

手术技术：对手术区域的解剖知识不足或技术操作不当可能增加损伤风险。

疝气的位置和大小：大型或复杂的疝气可能更接近重要的脏器，增加损伤的风险。

患者的先天或后天条件：如以往的腹部手术、炎症或感染，可能使手术更加复杂。

预防措施

充分评估：在手术前进行彻底的评估，包括影像学检查，以了解疝气的确切位置和大小。

经验丰富的外科医生：由经验丰富的外科医生进行手术，他们能够识别并避免潜在的危险。

谨慎操作：手术中要非常谨慎，特别是在使用切割和缝合工具时。

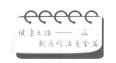

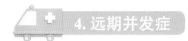诊断和治疗

术后监测：术后应密切监测患者的症状和体征，以便及时发现任何异常。

及时干预：如果怀疑有脏器损伤，应立即进行进一步的诊断和治疗。

可能的再手术：在某些情况下，可能需要进行再次手术来修复损伤的脏器。

虽然周围脏器损伤在疝气手术中相对罕见，但其严重性要求医生和患者都应该对此保持高度警惕。通过选择经验丰富的外科医生，进行充分的术前评估及在手术过程中的谨慎操作，可以最大限度地减少这种并发症的风险。任何怀疑的症状都应该引起重视，并及时进行诊断和治疗。

4. 远期并发症

并不是所有疝气手术治疗后均可以一劳永逸，也不是所有疝气患者术后均会复发。但总有那么一群人可能会面临复发风险。有些疝气患者通过手术治疗后，疝气会复发，这种情况我们称之为复发疝。现在世界上复发疝的发病率一般在3%～6%之间，很多人的疝气复发会认为是医生的水平或者是医院手术不到位，但事实上疝气手术已是相当的成熟和完善，但还是仍然存在一定的复发率。复发不可避免，降低远期复发率是疝气临床领域目前的研究重点。复发的原因：造成疝气手术后复发的原因有很多、主要与疝气的致病因素未得到彻底解决有关，手术后患者痛苦大，腹压增大时（咳嗽、便秘、提重物等）很容

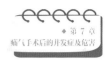

易被拉裂，导致疝气复发。但除此之外，患者体质因素、不良的生活习惯等自身原因与疝气术后的复发也有着密切联系。当患者合并有某些胶原代谢性疾病、慢性代谢性疾病从而导致补片和组织愈合不良。另外，一些腹内压增高的因素（慢性咳嗽、便秘、腹水等）均可导致疝气术后复发。

术后长期出现手术部位及周围异物感或不适，需及时就医。疝气手术后一周抬腿局部不适感觉属于正常现象，因为手术治疗后局部创伤还没有完全恢复。建议饮食清淡规律加强营养，补充维生素微量元素，忌辛辣刺激食物，注意休息避免剧烈活动劳累。但是若术后长期出现手术部位及周围异物感或不适，可以考虑当地正规综合性医院普外科就诊定期复查看看，以免疝气术后复发。

第 8 章
疝气患者围手术期间（术前、术中、术后）的注意事项

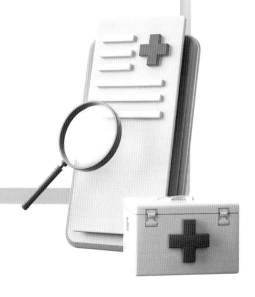

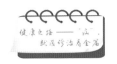

 1. 手术前的准备及注意要点

通常情况下，疝气手术前患者可能需要合理饮食、完善术前检查、避免吸烟等准备，具体如下：①合理饮食：要做疝气手术的患者饮食不可以太过辛辣、刺激，以免给胃肠道造成负担，影响手术的效果。且因疝气是由于体内的器官离开正确的位置，进入腹腔内，导致腹内压力增高，术前需要禁食禁水，避免腹部的压力过高，导致手术时呕吐恶心等。②做好身体保暖：疝气手术是一种微创手术，在术前要做好身体保暖，避免着凉或者感冒影响到手术进行。③完善术前检查：做疝气手术前，需要对患者的心肺功能、肝功能等进行评估，只有患者的各项指标处于正常范围内时才能进行手术，否则容易引起严重的不良反应。因此，患者在疝气手术前可能要做心电图检查、肝功能检查、血常规等。④避免吸烟：疝气手术前患者应该避免吸烟，因为吸烟容易对肺部造成刺激，可能引起呛咳的表现，这种表现可能会降低手术的成功率，也可能导致术后恢复不佳。除此之外，患者做疝气手术前可能还需要对已有的病症做治疗，建议患者在术前及时咨询医生，根据医生的建议做好术前准备。

 2. 术前心理辅导及进入手术室后的温馨提示

①疝气手术说大不大，说小不小，任何手术患者均需保持一个乐观积极的心态来面对疾病的发生和治疗，故疝气手术前，可通过医护人员或家属进行适当的心理辅导、安慰及疏通，来帮助患者缓解焦虑

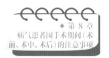
恐惧，保持积极乐观的心态，积极配合医务人员的术前准备及手术治疗，这样更有利于术后的恢复，起到改善预后的效果。②进入手术室后：手术室护理人员将提示相关注意事项，严格备皮，避免因切口感染导致疝修补失败。具体为：术前嘱患者沐浴，按规定范围备皮，对患者会阴部、阴囊皮肤做好仔细准备，既要剃尽阴毛，又要防止剃破皮肤。手术日晨再检查一遍皮肤准备情况，如有皮肤破损或有继发化脓性感染，暂停手术。术日晨，进手术室前，嘱患者排尿，以防止术中误伤膀胱，必要时留置导尿管。针对嵌顿性或绞窄性疝患者，特别是伴有急性肠梗阻的患者，应按急诊手术术前护理常规，给予禁食、胃肠减压、输液、配血、输血、使用抗生素等，在积极纠正水、电解质及酸碱平衡失调的同时，准备手术。

3. 术后住院期间需要注意哪些东西

①成人疝气手术后请保持伤口清洁干燥，时刻观察伤口是否有渗血，不宜过早半卧位，并记得按医师指示回医院复诊。②若发现伤口红肿热痛，有分泌物流出，异味或出血现象，请尽速返诊治疗。③进行全身麻醉的手术患者术后往往会送往麻醉恢复室进行留观，清醒前需严格监测患者各项生命体征，并同时予以低流量氧气吸入。④苏醒情况：行全身麻醉的疝气手术患者在术后0.5～1个小时会苏醒，2个小时左右可完全恢复神智，具体时间和麻醉剂的用量、患者体质、术中并发症等有关。苏醒后送往病室卧床，取平卧位，头偏向一侧，以及给予膝下垫软枕，使髋关节微屈，以松弛腹股沟切口的张力，有利于切口愈合和减轻伤口疼痛。⑤术后用药：患者需遵医嘱常规应用抗生

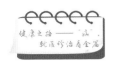

素，防止感染：手术后可能出现局部疼痛，疼痛不耐受的患者可根据情况服用镇痛剂：便秘者给予通便药物；术后因麻醉或手术刺激引起尿潴留者，可肌内注射卡巴胆碱，以促进膀胱平滑肌的收缩，必要时导尿。⑥手术后一个月内应避免用力解便，仰卧起坐，爬楼梯，骑脚踏车或摩托车。⑦手术后三个月内应避免进行剧烈运动，或从事吃力工作，提重物。养成规律的生活，多进食高纤维食物及多喝水，以防便秘及排便时用力使腹压增加，因而让疝气复发。

 4. 出院后回家应该如何休养

温馨提示：疝气对人体伤害很大，小儿疝气会影响孩子的成长发育，成年人疝气会影响日常生活和工作，因此，千万不能忽视疝气，需要及时到医院做疝气手术，术后注意饮食习惯和生活习惯，以防疝气复发。①患者出院后要注意监测伤口变化，因为切口感染是导致疝气术后复发的主要原因，日常需保证伤口敷料干燥、清洁，不被污染，尤其是婴幼儿，当患者切口出现红肿热痛时要及时就医。②术后出院回家后应注意饮食搭配，忌辛辣刺激等食物，多吃瘦肉、瓜果蔬菜等，禁喝浓茶、饮酒等。③回家后可轻度活动，近期内严禁剧烈运动和从事重大体力劳动，以防疝气术后复发。④患者出院后于家里休养需注意保暖，避免受凉感冒导致咳嗽，剧烈咳嗽会导致腹内压升高，增加复发风险；多饮水，避免出现便秘；养成良好生活习惯。

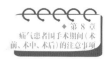

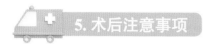

5. 术后注意事项

疝气手术患者的住院时长和术式、疝大小等有关，一般来说，传统疝修补术需要住院3周左右，无张力疝修补术需要住院1周左右，经腹腔镜疝修补术1～3天即可出院。另外，较小的疝可为门诊手术，术后观察1～2个小时即可回家，不需要住院。术后在日常生活习惯、饮食、运动、护理等方面均严格按照医嘱来，避免出现术后复发。

第9章
疝气患者常见问题汇总

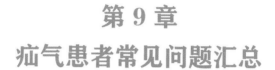
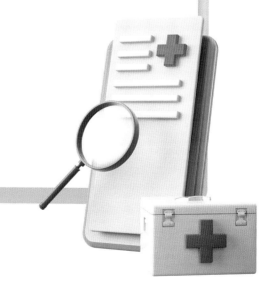

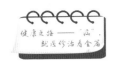

1.疝气也会急性发作吗?

会,而且后果严重。疝的急性发作在临床上称作疝嵌顿,原因是腹腔内压力突然增加,比如,剧烈咳嗽、用力解便、高强度劳动时屏气等,使得比平时更多的小肠因经过狭窄的疝囊颈而被"挤压"到疝囊内,在狭窄水肿的疝囊颈处被卡住,难以回复,影响了疝内容物血运。最初表现为疝块突然增大,局部疼痛,疝块不能被推送回腹腔。如不及时治疗,会出现很多严重的并发症。如突出物是小肠,嵌顿会导致肠梗阻,小肠因长时间被卡造成肠缺血,最终血供完全停止造成肠坏死、肠穿孔,会引起腹膜炎、中毒性休克甚至死亡。

2.只有男人才有小肠气吗?

错,女人也会得小肠气。虽然发病率没有男性高,但也不可小视。除腹股沟疝,女性常见的疝还包括男性少见的脐疝及股疝,之所以说不可小视,就是因为脐疝和股疝发生急性嵌顿并发肠梗阻和肠坏死的概率高于男性。

3.肚脐眼上也会长小肠气?

肚脐眼上的小肠气称为脐疝,可以发生在刚出生的婴幼儿,中老年妇女也可能因多次生育或肥胖甚至肝腹水而出现。成年人的脐疝是不可能自愈的,而且可以发生嵌顿,因此,及时手术修补是唯一的治

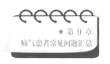
愈方法。传统手术在修补的同时多需要切除肚脐，影响美观，且复发率较高，因此不易被接受，目前的新型补片手术（通过开放或腔镜）可以保留肚脐，且复发率很低。

4. 找什么医生做小肠气手术?

小肠气在外科只能算是小型手术，相对安全，风险较小。同时，疝的发病率高，因此多数普外科医生甚至极少数泌尿外科医生都在做疝的手术。疝的手术虽小，但其对解剖和手术操作的要求却不低。国外有相关报道，某种疝的修补手术，专科医生的复发率为0.8%，而非专科医生的复发率高达7%，是前者的近9倍，其他并发症的情况亦是如此。因此，建议大家首选具有疝专科的医院进行手术治疗，特别是切口疝、造口旁疝、巨大或复发腹股沟疝，或有严重伴发症的疝，有美容或微创要求需行腔镜修补的疝，更宜找经验丰富的疝专科医师诊治，以获得更理想的治疗效果。

5. 什么是补片，植入补片有何优缺点，对人体有危害吗?

"补片"是疝修补材料的简称，目前国际上已被广泛用于疝修补的合成材料分为两大类：第一类为不可吸收的聚酯补片、聚丙烯补片、膨化聚四氟乙烯补片；第二类为复合补片。因补片的出现基本取代了传统张力疝修补手术，真正实现了疝的无张力修补，具有更舒适、复发率更低等优势。使用补片后，极少数患者可产生局部异物感、感染或肠粘连，随着补片材料的不断改良和手术技术的不断提高，患者受益面会不断增加。

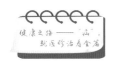

6.哪些患者适合局麻手术

合并严重心肺肝肾功能等疾病不能耐受硬膜外麻醉或全身麻醉而无法手术的患者，以及有腰椎手术史不能行硬膜外麻醉者，均可行局麻手术治疗。

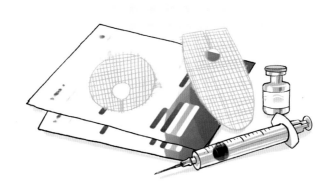

7.什么是腔镜疝的优势

腔镜下的疝修补是一种微创的腹壁缺损的方法。具有以下优点：①术后疼痛的时间短，程度轻；②腹部切口小，恢复快，当天可以下地和进食，住院时间短；③更快地恢复正常的工作和生活；④适合处理复发疝；⑤能同时修补两侧疝，对斜疝、直疝、股疝可一并修补；⑥可探查和发现隐匿性疝。

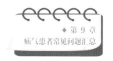

 8. 疝带或疝托的治疗价值和局限性

疝带或疝托是一种用于支持和缓解疝气症状的设备。虽然它们可以提供临时的舒缓，但也有一些局限性。以下是疝带或疝托的治疗价值和局限性的详细概述：

治疗价值

症状缓解：对于不能立即手术或选择不手术的疝气患者，疝带或疝托可以暂时减轻疼痛和不适。

支撑作用：它们通过物理方式支撑凸出的疝气，有助于防止疝气进一步凸出。

生活质量：对于一些活动受限的患者，疝带或疝托可以在一定程度上帮助他们继续进行日常活动。

局限性

无法根治：疝带或疝托不能治愈疝气，只能暂时缓解症状。

长期依赖性：长期依赖疝带或疝托可能会使腹壁肌肉变得更加松弛，从而加重疝气。

并发症风险：长期使用可能增加皮肤刺激、感染的风险，且不能防止疝气并发症，如梗阻或坏疽的发生。

不适和不方便：一些患者可能会因为疝带或疝托的不适或穿着不便而感到困扰。

使用不当风险：如果疝带或疝托大小不合适或使用不当，可能导致更多的不适或加剧疝气。

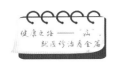

9. 疝能否通过药物治愈

疝气，特别是腹股沟疝和其他常见类型的腹部疝，通常不能通过药物治愈。疝气是由于腹壁的一个弱点或缺陷导致腹内组织（如肠道）凸出的物理状况。由于它涉及的是物理结构的改变，因此药物无法纠正这种结构上的问题。

为什么药物不能治愈疝气

结构性问题：疝气是由于腹壁弱点导致的结构性问题，而不是由于病毒或细菌感染等可以用药物治疗的问题。

需要物理修复：通常需要通过手术来修复腹壁的缺陷，以防止腹内器官的凸出。

药物治疗的作用

尽管药物不能治愈疝气，但它们可以用于管理一些相关的症状。

疼痛管理：非处方或处方疼痛药物可用于减轻疝气引起的不适。

消化系统问题：如果疝气影响到消化系统，药物可能有助于管理某些症状，如便秘或胃酸过多。

疝气的根本治疗方法是手术，药物治疗不能替代手术，但可以用于症状管理。对于疝气，及时的医学干预是非常重要的，因为延误治疗可能导致并发症，如疝气嵌顿或坏死。

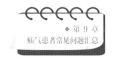

 10. 疝气住院时间及术后恢复情况

疝气手术后的住院时间和术后恢复情况会因手术类型、患者的个体差异及手术中出现的任何并发症而有所不同。以下是一些一般性的指导信息：

 住院时间

微创手术（如腹腔镜手术）：

通常住院时间较短，有时甚至可在手术当天出院。

在无并发症且术后恢复良好的情况下，患者可能只需留院观察几小时至一天。

开放手术：

住院时间可能稍长，一般为几天。

根据手术的复杂性和患者的恢复情况，住院时间可能有所不同。

术后恢复

初始恢复：

微创手术的恢复通常较快，患者可能在几天内就恢复日常活动。

开放手术的恢复时间可能较长，需要数周时间。

活动限制：

在恢复初期，会建议限制重物举起和剧烈运动。

患者通常被鼓励进行轻度的日常活动，以促进愈合。

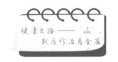

疼痛管理：

术后可能会有一些疼痛或不适，通常可通过处方或非处方药物进行管理。

疼痛通常在术后几天内逐渐减轻。

长期恢复：

完全恢复可能需要数周到几个月的时间，这取决于手术的类型和患者的个体情况。

定期的医疗随访是重要的，以确保恢复顺利进行。

注意事项

个体差异：恢复时间和过程因人而异，取决于个人的健康状况和手术细节。

遵医嘱：术后应严格遵守医生的指导，包括伤口护理、活动限制和复查安排。

留意并发症：如果术后出现任何异常症状，如过度疼痛、红肿、发热或切口分泌物，应立即联系医生。

确保术后有适当的休息和恢复是非常重要的。妥善的术后护理和逐渐增加的活动量对于促进愈合和减少并发症风险至关重要。

第 10 章
疝气的麻醉方式及选择

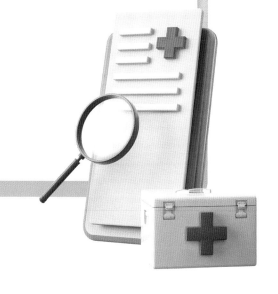

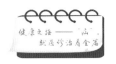
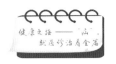 1. 害怕"麻醉"

相信大多数患者在医院里开刀前想到麻醉就瑟瑟发抖。谈起麻醉，很多人都认为只有全麻和半麻两种麻醉方式。一种是打一针吸一口，睡一觉完成手术；另外一种是"算盘子"打针，下半身麻木。其实，还有一种"成熟而年轻"的麻醉方式——神经阻滞麻醉。

对麻醉的担忧是很常见的，尤其是在面临手术时。了解麻醉的过程和安全措施可以帮助减轻这种担忧。以下是一些关于麻醉的基本信息和安全性的说明。

麻醉的类型

局部麻醉：只麻痹手术区域的小部分，患者在整个过程中保持清醒。

区域麻醉：麻痹身体的较大区域，如脊麻或硬膜外麻醉、神经阻滞麻醉。神经阻滞麻醉是一种常用的局部麻醉技术，它通过阻断身体特定区域的神经传导来减少或消除疼痛。

全身麻醉：使患者在手术过程中完全失去意识。

麻醉的安全性

严格的培训要求：实施麻醉的医生经过专业的训练和严格的认证过程。

详细的术前评估：术前，麻醉师会评估患者的健康状况，包括过敏史、药物使用史和以往的麻醉经历，以确保麻醉的安全。

实时监测：在手术过程中，麻醉医生会持续监测患者的生命体征，如心率、血压和呼吸。

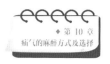

先进的技术：使用现代麻醉技术和药物，极大地提高了麻醉的安全性和舒适性。

 减轻麻醉担忧的建议

与医生沟通：对于任何关于麻醉的担忧，应该在手术前与麻醉医生进行充分的沟通。

了解过程：了解麻醉将会如何进行，以及术后可能出现的感觉，可以帮助患者减轻担忧。

心理准备：某些情况下，了解放松技巧或进行心理辅导有助于减轻术前的紧张和恐惧。

结论

尽管对麻醉有所担心是正常的，但现代麻醉技术是非常安全的，有着严格的安全标准和专业的实施团队。通过与医疗团队的开放沟通，可以帮助患者减少恐惧。

2. 什么是全身麻醉

全身麻醉是一种在手术或某些医疗程序中常用的麻醉方式，目的是使患者在整个过程中完全失去意识和感觉。在全身麻醉下，患者不会有任何疼痛感觉，也不会记得手术过程。

全身麻醉的主要组成

失去意识：使用麻醉药物使患者进入类似深度睡眠的状态，完全失去意识。

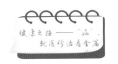

镇痛：确保在手术过程中患者不感到疼痛。

肌肉松弛：在某些手术中需要使用肌肉松弛剂，以便外科医生更容易操作。

实施全身麻醉的过程

术前评估：麻醉医生会在手术前与患者进行交谈，了解其健康状况、药物过敏史及以往的麻醉经历。

麻醉诱导：手术前，通过静脉注射或吸入方式给予麻醉药物，使患者进入无意识状态。

维持麻醉：在整个手术过程中，麻醉师会不断监测患者的生命体征，并调整麻醉药物的剂量以维持适当的麻醉深度。

恢复意识：手术结束后，停止给予麻醉药物，患者会逐渐恢复意识。

全身麻醉的安全性

全身麻醉在现代医学中非常安全，但像所有医疗程序一样，也存在一定的风险。麻醉师会在整个过程中密切监护患者，以确保其安全。

术后的注意事项

恢复期：麻醉后可能会有短暂的嗜睡、头晕或恶心。

监控：术后在恢复室中会有专业医护人员监测患者的生命体征，直到完全清醒。

休息：术后在一段时间内患者可能需要休息，不应驾驶车辆或需要进行高度注意力的活动。

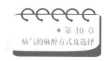

3. 什么是椎管内麻醉

椎管内麻醉是一种常用的局部麻醉技术，通常用于下腹部、盆腔、下肢和会阴区的手术。它涉及将麻醉药物注入椎管内，即脊髓周围的区域，以阻断神经信号的传递。这种麻醉方法可以使患者在保持清醒的同时失去特定身体部位的感觉和运动能力。以下是椎管内麻醉的几个关键方面。

 类型

硬膜外麻醉：将麻醉药物注入脊椎的硬膜外空间。这种类型的麻醉常用于分娩镇痛和下半身的手术。

脊髓麻醉：直接将麻醉药物注入脊椎的蛛网膜下腔内。这提供了更快速和集中的麻醉效果。

实施过程

术前评估：麻醉医生将评估患者的健康状况和病史，确保椎管内麻醉的适用性。

定位和消毒：在进行麻醉前，医生会找到合适的脊椎位置，并严格消毒该区域。

局部麻醉：在脊椎穿刺前，通常会先施用局部麻醉药减少穿刺时的疼痛。

穿刺和注射：使用特殊的针进行脊椎穿刺，并将麻醉药物注入适当的脊椎空间。

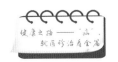

 优点

疼痛控制：提供优秀的疼痛控制，特别适用于分娩和下半身手术。

保持清醒：患者在手术过程中可以保持清醒和交流。

 注意事项和风险

低血压：可能会出现血压下降的情况，需要仔细监护。

感染和神经损伤的风险：虽然罕见，但存在感染和神经损伤的风险。

麻醉后恢复：麻醉消退后，可能需要一段时间才能恢复正常的感觉和运动能力。

椎管内麻醉是一种有效的疼痛管理方法，但需要由经验丰富的麻醉医生在严格的监测下进行。患者应在接受此类麻醉前与医生充分沟通，了解所有的潜在风险和注意事项。

🚑 4. 什么是神经阻滞麻醉

神经阻滞麻醉就是将局麻药注射至躯干或四肢的神经干、神经丛或神经节旁，暂时阻断该神经的传导功能，使该神经支配的区域产生麻醉作用。说它"成熟"是因为这项技术很早就在临床开展，只不过之前的神经阻滞依靠体表定位，犹如"盲人摸象"，就是"局麻"，阻滞不全发生率很高。说它年轻，是因为超声技术的引进。自从神经阻滞和超声完美的结合后，麻醉医生犹如拥有"第三只眼"，可视化操作大大地提高了神经阻滞在临床上的应用。

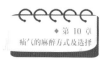

　　神经阻滞操作的时候，患者大可不必紧张，医生会选择合适的超声探头，合适浓度的局部麻醉药物（一般选择中效罗哌卡因0.25%或0.375%的浓度），神经刺激针，消毒铺巾包。患者需要配合的只是保持平卧位，整个操作过程中略有轻微疼痛，但是疼痛感大可不必担心。镇静药会悄悄发挥作用，大大减少神经阻滞操作过程的不适感觉。

　　临床上使用单纯神经阻滞复合静脉麻醉完成老年、危重开放疝气手术患者的麻醉的这一作法深受患者欢迎，这是因为神经阻滞有着全麻和半麻无法比拟的优势。超声引导下神经阻滞可以不涉及全麻气管插管带来的肺部问题，也没有肌松药代谢缓慢、拔管困难的情况，更重要的是单侧下腹部麻醉不会加重危重患者的循环负担，术后无恶心呕吐、精神紊乱，术后可以马上进食，无须像全麻后6小时才能进食，有利于术后快速康复。单纯神经阻滞复合静脉麻醉可以使老年、危重患者一觉睡醒、手术做完！

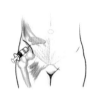

髂腹股沟神经阻滞

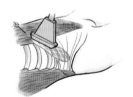

腹横肌平面阻滞

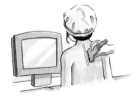

超声引导神经阻滞扫描